Start Up
質的看護研究

第2版

谷津裕子 著
Hiroko Yatsu
宮城大学人間・健康学系看護学群教授
宮城大学大学院看護学研究科教授

Gakken

●著者略歴
谷津 裕子 *Hiroko Yatsu*
宮城大学人間・健康学系看護学群教授
宮城大学大学院看護学研究科教授

日本赤十字看護大学を卒業後，大田原赤十字病院（現：那須赤十字病院）助産師，日本赤十字看護大学助手を務め，その後，同大学大学院で修士号・博士号（看護学）を取得．2001年同大学・大学院講師，2004年同大学・大学院准教授，2010年同大学・大学院教授，2016年首都大学東京大学院人間健康科学研究科看護科学域客員教授，東京慈恵会医科大学医学部看護学科教授を経て現職．主な著書に『質的研究をめぐる10のキークエスチョン──サンデロウスキー論文に学ぶ』〈共訳〉（医学書院），『質的研究の実践と評価のためのサブストラクション』〈共著〉（医学書院），『看護のアートにおける表現──熟練助産師のケア実践に基づいて』（風間書房）などがある．

編集協力：緒方隆士
カバー・表紙デザイン：川上範子
本文デザイン・DTP：鈴木洋史（レディバード）
本文イラスト：西谷久

第2版によせて

　読者のみなさんに，装いも新たな本書『Start Up質的看護研究　第2版』をお届けすることができますことを，本当にうれしく思っています．2010年4月に出版された初版をお読みになられた看護学生さんや大学院生さん，臨床で活躍するナースの方々から，「いつもこの本を手元において，この本に戻りながら研究を進めています」「ここに書かれたとおりに進めていったら初めて研究ができました」といった声を多数いただきました．私は，そうした読者の声にたいへん励まされました．なぜなら，この本を出版した1つのねらいは，質的研究に関心のあるすべての方々に，質的研究を着実に進めるための5つのステップをわかりやすくていねいにお伝えすることにあったからです．しかし同時に，そんな学究心の強いみなさんには，さらにいくつかのことを加筆して，より良い本をお届けしたいという思いにもかられていました．

　その思いは，出版社のご協力がなければ実現しませんが，なんと幸運なことでしょうか．このたび学研メディカル秀潤社の向井直人さんからお声をかけていただき，この本を改訂する運びとなりました．これも，みなさんの温かいご支援のおかげです．心より感謝申し上げます．

　第2版では，次の点を加筆修正しています．
* Step4「質的データを分析するステップ」に，逐語録を作成する段階からコード化を行うまでのプロセスを加筆しました．インタビュー法で収集されたデータをどのようにコードとして洗い出し，まとめ上げていくのか，一連の流れが示されています．
* Step4「質的データを分析するステップ」に，逐語録を作成する目的と方法を加筆しました．合理的な分析を可能にするための逐語録のフォーマットも付けました．
* このほか，新しい内容やデータとなるように解説や図表，引用文献を修正しました．

　第2版が，これからもみなさんの質的看護研究のお供になることを願ってやみません．
　最後になりますが，本書の編集にあたり学研メディカル秀潤社のみなさんにはたいへんお世話になりました．この場をお借りして深く御礼申し上げます．

2014年12月

谷津　裕子

はじめに

◆ 質的研究の基本をわかりやすく

　あるとき，卒業論文で質的研究に取り組んでいる看護学生が，「質的研究について解説しているわかりやすい本を教えてほしい」と相談に来ました．いくつかの本を紹介したところ，それらの本にはすでに目をとおしていたらしいのです．しかし，「言葉が難しすぎて理解できない」という理由で，読むのを断念してしまったのだそうです．

　またあるとき，院内研究で看護研究に取り組もうとしているナースから，「質的研究のガイドとなる本を紹介してほしい」と依頼されました．あまたある質的研究の入門書には，現象学的研究やエスノグラフィー，グラウンデッド・セオリー法などがくわしく紹介されていますが，質的研究を行うのは初めてで，もっと基本的な研究方法が知りたいため，それらの入門書は「使えない」とのことでした．

　あらためて日本で出版されている質的研究の本を読んでみると，外国人の書いた専門書を翻訳したものや，日本人の著作であっても特定の研究方法論に焦点をあててくわしく説明している参考書がほとんどです．「〜入門」というタイトルがついていても，その内容は決して質的研究の初学者にやさしいものではないように感じられました．

　そのような状況では，先ほどの看護学生やナースの感想は至極ごもっともなことでしょう．せっかく質的研究に関心を寄せているのに，そのニーズに応える本が手元にないのはとても切ないことだと思いました．

　そこで，質的研究について，平易な言葉を使って基本的な研究方法を解説してみたいという思いがつのり，その思いが本書の出版へとつながりました．

　読者のみなさんには，単にノウハウを覚えるのではなく，質的研究の学問的背景や本質的な特徴を理解しながら，研究のステップを着実に踏んでいただきたいと願っています．そのため，本書を執筆するときは，いつも私の隣に前述した看護学生やナースがいると想定し，その方々と対話するような心持ちで，わかりやすく楽しい内容になるように心がけました．

◆ "ナース力"の向上をめざして

　また，本書にはもう1つ特徴があります．それは，質的研究についての本でありながら，看護の実践にまつわるお話が多いという点です．

　質的研究では，データというものを，研究参加者と研究者の相互作用がつくり上げるものととらえます．これは，看護現象というものが，患者さんだけのものでもナースだけのものでもなく両者の相互作用によって生成されるものととらえる考え方（Paterson & Zderad, 1976／1983）とよく似ています．

また，質的研究ではインタビューや観察などによってデータを収集し，それらのデータを解釈する，というプロセスで分析します．これは，ナースが患者さんの全体状況をより理解するために，患者さんと話をしたり，患者さんのふるまいを観察したりして情報を収集し，それらの情報をアセスメントするプロセスとよく似ています．

　このように，質的研究と看護実践は，根本的な考え方やプロセスにおいて類似する点が多くあります．そのため，質的研究についてお話しすることは，看護実践についてお話しすることに重なるのです．

　本書では，さまざまなところで看護実践の例をあげ，質的研究の考え方や方法を解説していますので，看護学生やナースにはやさしく理解していただけるのではないかと思います．質的研究を行うことによって，患者さんの体験に迫りゆく"ナース力"がつき，ケアの質が高まること．それが，ねらいとする点です．本書は，次のような流れで構成されています．

◆Step1　質的研究とは何か？

　Step1は，質的研究を特徴づける性質について理解するステップです．身近な例を用いながら，質的研究の出発点は，私たちが幼いころに抱いた素朴な疑問や看護の現場で遭遇する「どうして？」「なんで？」であることや，質的研究の究極的な目的は，人間の体験の多様性や複雑性について理解を深めることにあることを確認します．

◆Step2　研究テーマをしぼり込むステップ

　Step2は，研究テーマをしぼり込むステップです．このステップは，〈研究上の関心〉に気づく，〈研究課題〉を洗い出す，〈研究問題〉を明らかにする，〈研究目的〉を設定する，という4つの段階から成り立っており，研究全体のプロセスの"はじめの一歩"にあたります．

◆Step3　研究方法を考えるステップ

　Step3は，研究方法を考えるステップです．このステップは，〈研究期間〉を決める，〈研究参加者〉を決める，〈データ収集方法〉を決める，〈データ分析方法〉を決める，〈倫理的配慮の方法〉を決める，という5つの段階からなる，研究目的を達成するために用いるべき手段を検討するためのプロセスです．

　現象学的研究やエスノグラフィー，グラウンデッド・セオリー法などの研究方法論別によって，具体的な研究方法は微妙に異なりますが，本書の主旨はそれらの研究方法論を説くことではなく，それらにおおむね共通する質的データを用いた帰納的な研究方法を解説することです．いいかえれば，いわゆる"質的記述的研究デザイン"を射程範囲とするといえます．

◆Step4　質的データを分析するステップ

　Step4は，質的データを分析するステップです．このステップは，「洗い出し段階のコード化」と「まとめ上げ段階のコード化」，そしてコード化したものを具体的にどう表現するかという段階から成り立っています．「洗い出し」と「まとめ上げ」という言葉からもうかがえるように，質的データの分析は料理のプロセスとよく似ています．洗い出し段階のコード化はちょうど"食材の下ごしらえ"にあたり，素材のもつ可能性を引き出し，持ち味が引き立つように，データを合理的な長さに切り分け，余分な部分をていねいにそぎ落としていくイメージです．まとめ上げ段階のコード化は，洗い出し段階のコード化でいったん細かく切り分けられた食材をお鍋に"戻し入れる"イメージです．洗い出し段階で生まれたコードを分類し，整理し，統合して，それらのコードに共通して見出される意味を見つけ出し，具体的な記入の仕方についても学びます．

◆Step5　結果・考察を書くステップ

　Step5は，結果と考察を書くステップです．「結果」とは，質的データの分析結果をそのまま提示したものではなく，読み手にとってわかりやすく生き生きした内容になるように，分析結果を"再構成"したものです．こうした観点から，「結果」を書くポイントが示されます．また，「考察」は「結果」で得られた内容をもっと広い文脈に位置づけしなおし，その内容がどういう意味や価値をもつかを，すでに明らかになっている知見（先行研究）と照らし合わせて吟味する場です．考察を書く際に押さえておくべきチェックポイントが紹介されます．

◆まとめ　質的研究を実践に活かすために ＆ Appendix

　まとめおよびAppendixでは，質的研究と看護実践の密な関係性についてお話しします．この章ではまず，私がなぜ質的研究に魅せられたかについて振り返りますが，このお話は，「はじめに」の冒頭にご紹介した，質的研究と看護実践の類似性と深いかかわりあいがあります．その意味で，この章は本書の根底に流れる考え方をお伝えするのに適した内容だと思いますので，最終章ではありますが，本書の特徴をいち早くつかみたい方には，まとめとAppendixから読み進めることをお勧めします．

◆2つのColumn ＆ Review

　本書は，質的研究を初めて行う方や，質的研究の本質的特徴にふれたい方に向けた解説書です．そうした本書の性質上，割愛せざるをえない内容が少なくありませんでしたが，どう

してもお伝えしたい重要な情報については，2つのColumnでまとめてお話しします．1つは，質的研究の分析方法と研究方法論について，もう1つは，研究論文における論理的一貫性の大切さとサブストラクションの活用についてです．また，Reviewを2つ載せました．1つは本書の前半，もう1つは後半の内容を要約したものです．復習したり，要点を手早く押さえたりする時に役立つのではないかと思います．

　なお，本書のタイトルである「質的看護研究」は，あまり聞き慣れない言葉かもしれません．本書では，看護実践にとって興味深い現象について質的データを用いて行われる研究をさす語として，「質的看護研究」という言葉を用いることを申し添えます．

＊

　最後になりましたが，本書を執筆するにあたり多大なるご支援とご協力をくださいました方々に，心をこめて感謝申し上げます．本書で言及されている，看護学における看護研究の位置づけや人間の見方は，恩師である前・日本赤十字看護大学学長の樋口康子先生から教授されたさまざまな知識が基礎となっています．また，本書の構想は，2004〜2007年度まで大田原赤十字病院（現・那須赤十字病院）看護部のナースのみなさまに研究指導を担当させていただいた経験に基づいています．本書で展開される議論の多くは，日本赤十字看護大学大学院の院生が中心となって運営している質的研究の勉強会JRC-NQR（Japanese Red Cross-Nursing Qualitative Research）で交わされた議論を参考にしています．日本赤十字看護大学講師の千葉邦子先生には，本書を執筆するにあたり，さまざまなアイデアを提供いただきました．

　みなさまの看護に対する熱く真摯な姿勢に敬意を表するとともに，私のささやかな活動に対する深い理解に心より感謝申し上げます．

> 本書は，『月刊ナーシング』2008年4月号から2010年3月号に24回にわたって連載された「谷津裕子の質的看護研究 from one step」を2010年に書籍化，今回これに加筆し，改訂版として発行するものです．

参考文献
1) Paterson G & Zderad L（1976）/ 長谷川浩, 川野雅資訳（1983）. ヒューマニスティック・ナーシング. 東京：医学書院.

> 月1回，日本赤十字看護大学大学院の学生さんと一緒に，質的研究について勉強する会"JRC-NQR（Japanese Red Cross-Nursing Qualitative Research）"を開いています．質的研究に関心のある方はぜひホームページをのぞいてみてください．
> http://jrcnqr.umin.jp

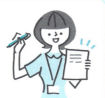

Contents

Step 1
質的研究とは何か？

1 質的研究を始めよう　2
- 質的研究ことはじめ　子どもの「どうして？」「なんで？」　2
- 看護場面での「どうして？」「なんで？」　3
- 質的研究を特徴づける3つの性質　4
  - データが言葉で表される…4／研究参加者の目線で問いを明らかにする…6／データに基づいて結果の枠組みが決まる…7
- 「どうして？」「なんで？」に再び光を当てる質的研究　8

2 質的研究の得意技　9
- 多様で複雑な体験への理解をめざして　9
- 質的研究が探究する現象と問い　9
  - 未知の現象を知りたいとき：Xとは何か？…9／特異な現象を知りたいとき：Xとはどんな体験なのか？…11／ばらつきのある現象を知りたいとき：Xにはどんなものが存在するか？…11／不確かな現象を知りたいとき：Xは確かなことなのか？…13
- 質的研究をとおして見えてくるもの　14

Step 2
研究テーマをしぼり込むステップ

1 研究テーマを導き出すまでの流れ　16
- それぞれの言葉の意味，違いとは？　16
- 研究の"はじめの一歩"は慎重に　17
  - 一つひとつの段階を踏んで…17／行きつ戻りつ，らせん状に進む…18

2 〈研究課題〉を洗い出そう　19
- 〈研究課題〉とは　看護実践に必要な知識の中心　19
  - 〈研究上の関心〉から〈研究課題〉へ…19／関連する概念を洗い出す…20

3 〈研究問題〉を明らかにしよう　21
- 〈研究問題〉とは　研究に値するものであるかの選択　21
  - 〈研究課題〉から〈研究問題〉へ…21／看護の場に置き換えて確認する…21／知識や経験の豊富な人から助言や支援を得る…22／文献検討を行う…22／〈研究問題〉を練り上げる…23

4 〈研究目的〉を設定しよう　24

〈研究目的〉を導き出すプロセスとは　24
〈研究課題〉から〈研究問題〉へ…24 ／〈研究問題〉の陳述…25 ／〈研究問題〉から〈研究目的〉へ…25

5 文献検索と文献検討がめざすもの　28

〈研究課題〉から〈研究問題〉を引き出すために　28
なぜ〈研究問題〉を引き出す一手段となりうるのか…28

文献とは何だろう　30
「図書」と「雑誌」の違い…30 ／一次資料と二次資料の違い…31

文献検索の方法　31
使用するデータベースを選択する…31 ／キーワードを指定し，選択する…33 ／キーワードを入力する…34 ／キーワードを掛け合わせる…34 ／検索対象年を指定する…35 ／リストされた文献の要旨（抄録，アブストラクト）を読み，入手の必要性を考える…35 ／検索履歴（検索結果の記録）を保存・印刷しておく…36 ／文献を整理する…36

文献検討の方法　37
文献検討の視点…37 ／すぐれた文献検討にみられる3つの特徴…38

Step 3
研究方法を考えるステップ

1 〈研究期間〉を決めよう　42

「研究テーマをしぼり込むステップ」から「研究方法を考えるステップ」へ　42
〈研究期間〉の決定　43
データ収集の期間を明記する…43 ／どのようにして研究期間を設定するか…43

2 〈研究参加者〉を決めよう　44

研究参加者のタイプ　44
研究参加者の選び方　44
便宜的標本抽出法…45 ／ネットワーク標本抽出法…45 ／理論的サンプリング…46

研究参加者の数　47
研究の範囲…48 ／主題の複雑さ…48 ／データの質…48 ／研究デザイン…48

3 〈データ収集方法〉を決めよう　49

質的研究におけるデータ収集　49
【方法1．インタビュー法】　49
質的研究におけるインタビューとは　49
意味づけを理解する…49 ／どのような「聞き方」が望ましいか…49 ／「すぐれた聞き役」になる…50 ／データは「生成されるもの」…51

インタビューのタイプ …… 51
構造化インタビュー…51／半構造化インタビュー…52／非構造化インタビュー…53
インタビューの実施 …… 54
インタビューガイドを作成する…54／プローブ（探査質問）を上手に使う…55／インタビューを記録する…56
すぐれたインタビューのコツ …… 57
話の内容をしっかり聞き取る…57／プロセス全体を頭に入れておく…57
【方法2．観察法】 …… 58
質的研究における観察法とは …… 58
古代旅行者の手記がルーツ…58／既成概念を崩すための刺激とは…58／文化や日常生活の意味を理解すること…59／個人や集団での相互行為を理解する…59／「参加観察」や「参与観察」の意義…60
参加観察の視点 …… 60
参加観察のタイプ …… 61
観察者のスタンス…61／完全な参加者…62／観察者としての参加者…63／参加者としての観察者…63／完全な観察者…63
観察対象のサイズ …… 63
フィールドノーツの書き方 …… 64
現場メモ…64／清書版フィールドノーツ…65／日記など…65
【方法3．文書や映像などを集める方法】 …… 65
典型的文書：公的文書，個人的な日記…66／データ源としての映像…66／研究参加者の目線で物ごとを見る…66

4 〈データ分析方法〉を決めよう　67

質的研究におけるデータ分析の特徴 …… 67
質的研究における主要な道具とは…67／質的研究のデータ分析のプロセス…68
プロセス1　データ全体の感覚をつかもう …… 68
プロセス2　データを適切な長さに区切ろう …… 70
プロセス3　データの意味を発見しよう …… 70
プロセス4　データやコードに戻って確認しよう …… 72

5 〈倫理的配慮の方法〉を決めよう　73

倫理は「習慣」，そのルーツを探る …… 73
人として行うべきすじ道…73
倫理は「意思決定」 …… 74
看護の倫理とは……もう一度振り返って考えてみよう …… 75
看護研究における倫理指針 …… 77
看護研究を倫理的に計画・実施するための6原則…77／研究参加者に与えられる4つの権利…77／特別な配慮を必要とする研究参加者…79／研究の同意書に含む内容…80
研究倫理をめぐる看護界の動き …… 80
研究計画書には日ごろの気づかいを …… 82
倫理的配慮がなされた研究計画書を書くポイント …… 83
そろえる文書…83

Review 1
質的研究の基本を振り返る … 90

Step 4
質的データを分析するステップ

1 インタビューデータの紹介　98

質的データの分析　研究参加者にとっての体験の意味を見出すプロセス … 98
インタビューデータの紹介 … 99
[インタビューデータ] 研究テーマ "失敗に終わった看護" … 100
なぜ "ナースの失敗" ととらえたか … 102

2 コード化とは　103

コード化とは　データをまとまりごとに分け，簡単な言葉で名前をつける … 103
　ナースAさんが語ったこと…103／コード化の実際…104／土台となるアイデアをかたちづくる…105

3 洗い出し段階のコード化　106

洗い出し段階のコード化　データの中にある可能性をすくい上げ，余分な部分をそぎ落とす … 106
【ポイント1　適切な長さに切り分けよう】 … 107
　よいコード化とは…107／切り分ける長さは研究目的に応じて…108
【ポイント2　データに忠実でいよう】 … 109
要約しすぎず，具体的描写・ニュアンスを拾い上げる … 109
　要約しすぎない…110／具体的な描写・ニュアンスを拾い上げることの重要性…111
データに忠実であることの大切さ … 111
陥りがちな問題 … 113
　研究参加者の行為や言葉に対する感受性が鈍っているとき…113／研究者のアイデアを無理に抑え込もうとするとき…113／研究参加者の行為や言葉を研究者の先入観で判断してしまうとき…114
【ポイント3　データを比較しよう】 … 116
「比較」とは … 116
　"comparison" と "contrast" から考えてみよう…116／「違い」を探し出すことも「似ている点を見つけること」も重要…116／「比較」「対照」の語源から考える…117
データとアイデアを比較する方略 … 118
　研究者Bさんのアイデアの例…118／一つひとつのアイデアを整理すると…120／〈違和感〉から〈関心〉への変換がカギ…120／「比較」は「相似」から始まる…120
データをアイデアと比較することの大切さ … 121
　データへの感受性を高める…121／個人的な経験や知識をコード化に活かす…121／研究参加者の視点や行為に関心を寄せる…121

【ポイント4　こだわりのない心をもとう】·················· 123
こだわりのない心をもつことの大切さ ·················· 123
　　新しいアイデア創出に向けて…123／新しい事実に目を開こう…124／当てはまらないデータに注目する…124
「こだわりのない心をもつ」ための具体的な方略 ·················· 125
　　「未知の知」の姿勢でデータに臨む…125／自身の専門的知識や個人的経験をうまく使うこと…126／変化を受け入れ楽しむこと…127

4　まとめ上げ段階のコード化　129

「洗い出し段階のコード化」の次に行うこと　キーワードは抽象的・概念的 ·········· 129
抽象的・概念的とは ·················· 129
　　みな時計であることに変わりはない…129／複雑にみえても共通点がある…130／共通する性質に名前をつけると…130
まとめ上げ段階のコード化の実際 ·················· 131
まとめ上げ段階のコード化で起きやすい問題と対処法 ·················· 134
　　コード名が一般的すぎないか…134／研究参加者の関心よりも，学問分野や個人の関心に注意を向けていないか…135
コード化するときの4つのポイント ·················· 136
【ポイント1　洗い出し段階のコードを繰り返し読もう】·················· 137
　　なぜなのかが次第に見えてくる…137／なぜ重要なのかがわかりはじめる…137
【ポイント2　「いつ，どこで，なぜ，誰が，どのように，その結果は？」に注目しよう】·· 137
　　特徴を表す名前をつけていく…137／名前をつけていくコツ…138／メリハリのある分析に向けて…138
【ポイント3　まとめ上げ段階のコード同士のつながりを意識しよう】·················· 139
　　文脈を共有するつながりを探す…139／コードとコードの共通性を見出す…140
【ポイント4　洗い出し段階のコードやデータに戻って確認しよう】·················· 140
　　あらかじめストーリーをつくり上げない…140／データ（部分）とコード（全体）を行き来して解釈を深める…140

5　コード化とカテゴリー化　142

コード化とは，カテゴリー化とは ·················· 142
コード化，カテゴリー化のプロセス ·················· 143

6　実際にコード化してみよう！　144

コード化の流れを理解し，自分でコード化できるようになる ·················· 144
　　洗い出し段階のコード化をしてみる…144／洗い出し段階のコード化の例…147／洗い出し段階のコード化から，まとめ上げ段階のコード化へ…149／まとめ上げ段階のコードは，切り口によっていろいろ…151／分析から解釈へ…152／逐語録を合理的に作成する…153

Column 1
質的研究の分析方法と研究方法論 ·················· 158

Step 5
結果・考察を書くステップ

1 質的研究論文における結果の書き方　164
- 看護学の研究論文の構成　164
- 「結果」を書くポイント　165
  - 研究目的との一貫性…165／内容の再構成…165

2 質的研究論文における考察の書き方　172
- 「結果」の章を書いたあとに訪れる脱力感が意味するもの　172
- 「考察」とは：よく調べて考えをめぐらす　172
- 「考察」で考えるべきこと　173
  - 「結果」に関すること…173／「研究方法」に関すること…175／看護への示唆…175／研究の限界と課題…175
- 「考察」のチェックポイント　176
  - 「結果」を根拠としない議論を展開していないか…177／「考察」で新たな「結果」を提示していないか…177／「結果」の続きを書いていないか…177／論理が飛躍していないか…178

Review 2
質的データの分析，結果と考察を書く，を振り返る　180

Column 2
論理的一貫性のある論文を書くには　184

まとめ
質的研究を実践に活かすために ── 質的研究と看護実践の密な関係

1 質的研究になぜ取り組むか　190
- 質的研究に関心をもったきっかけ…190／必要とされる看護とは…191／看護者-対象者の相互作用への関心…191

2 質的研究と看護実践の類似点　192
- "なぜ"や"もしかしたら"を系統立てて探究する…192／質的研究の看護実践へのメリット…193／看護実践の質的研究へのメリット…194

引用・参考文献　196

Appendix
座談会　質的研究ってなんだろう？　198

Index　207

Step 1

質的研究とは何か？

Step 1 ● 質的研究とは何か？

1 質的研究を始めよう

質的研究ことはじめ
子どもの「どうして？」「なんで？」

「ねぇ，どうしてあの人は泣いてるの？」
「ねぇねぇ，あの人はなんで笑ってるの？」
　幼いころ，テレビドラマを見ていると，すぐに「どうして？」「なんで？」を連発していた私は，いつも一家団らんの邪魔者でした．たいがい，家族から「さぁ，どうしてだろうねぇ」とか，「いいから，黙って見ていなさい」とたしなめられて，モヤモヤした気持ちのまま，しかたなく画面に目を移したものです．
　子どもは質問の天才といわれます．確かにいまの自分と比べると，幼少期にはいろいろなことを不思議に感じたものです．しかし，冷静になって考えてみると，当時の私は，大人が考えつかないような夢やファンタジーを思い描いて，「どうして？」「なんで？」と聞いていたわけではありません．私が知りたかったのは，大人が知ったらガッカリするような，もっと現実的なことだったと思います．
　「さっきまで笑っていたあの人が，どうしていまは泣いてるんだろう？」
　「あそこでは怒っていたのに，なんでここでは笑ってるの？」
といった具合に．つまり，ドラマに登場するあの人の，"さっき" と "いま"，あるいは，"あそこ" と "ここ" での表情や行動の違いに注目して，それらが違っている理由を自分なりに見つけ出そうと，もがいていたように思うのです．
　なぜこのようなお話をするかというと，それは私が，質的研究の始まりが，子どもが発する「どうして？」「なんで？」という問いにとてもよく似ている，と考えるからです．

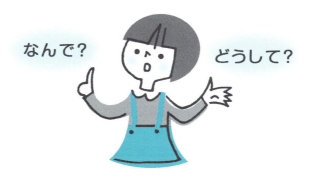

看護場面での「どうして？」「なんで？」

　子どもが発する「どうして？」「なんで？」のような問いは，臨床にも数多くあふれています．
　「あの患者さんは，なんで何度も転倒するんだろう？」
　「あの患者さんは，どうして入院と退院を繰り返してばかりいるんだろう？」
　「手術前夜にトイレに行き来する患者さんが多いのは，なんでかな？」
　「土曜日の夜に病院食を残す患者さんが多いのは，どうしてなの？」
　あなたは臨床で，こうした疑問をいだいたことはないでしょうか．また，疑問をいだいても，ことさら追求することなく，すぐに記憶の奥底にしまいこんでいることは……．大丈夫，それはふつうのことです．なぜなら，私たちナースはとても忙しいからです．

　もっと緊急性の高いケアを行う必要があったり，初めて挑戦するケア技術に一所懸命に取り組んでいたり，ほかの患者さんに声をかけられて対応したり……．いつもたくさんの課題に追われています．そんなとき，先にあげたような疑問にいちいちこだわっていたら，目の前の患者さんへのケアに集中することができません．目の前の患者さんへのケアに集中するためには，「どうして？」「なんで？」の問いは，ときに邪魔にさえなるのです．

　でも，だからといってそれらの問いがほんとうに邪魔かというと，そうとはかぎりません．ナースは，健康問題に対する患者さんの人間的な反応に着目します．人間的な反応を観察するということは，患者さんが示す，"さっき"と"いま"，"あそこ"と"ここ"での表情や言葉，口調や動作の違いなどを観察するということなのです．

　人間的な反応のなかには，生物的な反応も含まれるという考え方もあるかもしれません．ですが，ここで私が「人間的」という言葉を使ったのは，生物的な反応だけではなく，人間だからこそみられることを強調したいからです．

　"さっき"と"いま"において，患者さんの反応に期待される変化が生まれないとき，あるいは，"あそこ"と"ここ"において，患者さんの反応に予想外の変化が生じているとき，私たちは「どうして？」「なんで？」という問いをいだくのです．

Step 1　質的研究とは何か？

そう考えると，ナースがいだく「どうして？」「なんで？」の問いは，（すこし大げさかもしれませんが）看護における本質的な問いであるといえます．邪魔物扱いしてしまうには，あまりにもったいない，患者さんの反応に関する大切な着眼点なのです．

質的研究を特徴づける3つの性質

「どうして？」「なんで？」から出発し，患者理解へとつなげていくこと．"さっき"と"いま"，あるいは"あそこ"と"ここ"での患者さんの表情や行動の違いに注目して，それらが違っている理由を知り，患者さんの反応を意味づけること——そのための重要な鍵を，質的研究は担っています．

ふだんは記憶の奥底にしまわれている問いを掘り起こし，ほこりをはらい落として天日に当て，見違えるような姿にリニューアルするための手段，その1つが質的研究なのです．

では，質的研究とはいったいどのようなものなのでしょうか．**表1-1**は，質的研究について書かれたさまざまな本に載っている，「質的研究とは」の定義です．ご覧のとおり，質的研究にはいろいろな定義があります．ありすぎて，「質的研究というものは，こういうものだ」という唯一の定義は，残念ながら存在しません．

しかしながら，質的研究を特徴づける性質を，いくつかの点にまとめることはできます．

●データが言葉で表される

1つは，「研究で扱おうとするデータ（データとは，研究にとって意味のある情報のこと）が言葉（文字や文章）で表される」という点です．**表1-1**にある①，③，⑦，⑨，⑩の定義がこれに該当します．

> 質的研究には，文字や文章で示されるものをデータとして用いるという特徴があります．

たとえばこんなことです．患者さんが私たちに語ってくれたことを一言一句ていねいに書き起こすと，文章になりますよね．そのような文章が，質的

表1-1 質的研究の定義の例

定義した人と文献	質的研究の定義
①バーンズ＆グローブ (2005/2007, p.26)	質的データは，言葉の形をとり，個別の応答や，記述的要約，あるいはその両方について分析する．
②バーンズ＆グローブ (2005/2007, p.56)	質的研究とは，生活経験を記述し，それらに意味を与えるために使用される．系統だった主観的なアプローチ法である．（中略）質的研究は，意味を発見することをとおして洞察を得る方法である．
③デンジン＆リンカン (2000/2006, p.9)	「質的」という用語は，数，量，強度，頻度などによっては実験的に検証や測定はできない．モノの質や過程あるいは意味を重視している．（中略）彼ら（質的研究者）は，社会経験がどのようにつくられ意味づけられるかに重点をおいた問いに答えようとする．
④デンジン＆リンカン (2000/2006, p.3)	質的研究とは観察者を世界の中に位置づける状況依存的な活動である．質的研究は，世界を可視化する解釈的で自然構成的な一連の実践からなる．（中略）質的研究者は，事物を自然の状態で研究し，人々が事物に付与する意味の観点から現象を理解ないし解釈しようとする．
⑤クレスウェル (2003/2007, p.20)	（質的）研究者は，オープンエンドな尋ね方で浮上してくるデータを収集し，基本的にはデータに根ざす形でテーマを発展させていくことを意図している．
⑥レイニンガー (1985/1997, p.6)	質的なタイプの研究とは，研究する現象の特異的，文脈的，もしくはゲシュタルト的特徴の属性，パターン，特質，および意味を観察し，記録し，分析し，解釈する方法および技術をさす．この研究法の焦点は，現象を構成している質的な特徴，特質，または属性を明確化することにある．
⑦マクレオッド (2000/2007, p.177)	質的研究者は，社会的生活の諸側面についての意味を解釈し，構成していきます．通常，このようにして構成された解釈は，明文化されたテクストの形をとります．
⑧能智 (2005, p.21)	質的研究とは，単にデータが質的であることだけを特徴とするのではなく，むしろ従来の量的な研究において見落とされていたり軽視されていたりするものの見方やデータの扱い方の全体をさす概念である．
⑨高橋 (2007, p.2)	質的研究とは，量的研究に対応する用語で，量的研究が数値化可能なデータ（定量的データ）を用いるのに対し，研究対象の言葉や行動のような数量化しにくい素材（定性的データ）を用いる研究手法，あるいはその手法を用いた研究そのものをさします．
⑩グレッグ美鈴 (2007, p.12)	質的研究とは，自然な状態で，研究者と研究参加者が相互作用をするなかで行われ，言葉などの質的データを用いて帰納的に探求する研究である．

研究におけるデータの一例です．

また，患者さんが示す行動を記録に書き起こすと，これもまた文章になりますね．このような文章も，質的研究におけるデータの一例です．このほか，アンケートに「○○に関して感じることを自由にお答えください」というような自由回答欄が設けられていることがありますが，ここに書き込まれる文

章なども，質的研究のデータとして使えます．

　では，文字や文章ではないデータとは，いったいどういうデータなのでしょうか．たとえば，患者さんの年齢，血圧，血糖値，こういったものは，すべて数で表されますね．臨床でもしばしば「最近○○さんの検査データ，よくなってきたわね」などと口にすることもよくあります．このような数量的なデータは，日ごろ，患者さんの身体的状態を把握するうえで欠かせない重要なデータで，いわゆる"量的研究"が得意とするデータです．

　質的研究では，これらの数値に表れない，表すことのできないような事柄があったときに，それについて言葉（文字や文章）にして表現したものを，データとして扱います．

●研究参加者の目線で問いを明らかにする

　2つ目は，「研究参加者の目線で（自然な環境で）問いを明らかにする」という点です．**表1-1**の②，③，④，⑦，⑧，⑩の定義がこれに該当します．

　「あの患者さんは，なんで何度も転倒するんだろう？」

という疑問があった場合を考えてみましょう．これに対するいくつかの答えを想定することができます．"この患者さんは入院が長くなり筋力が低下している"とか，"高齢のため認知力や状況判断力が低下している"とか，ナース側からみた答えはいくつか想定することができます．できるのですが，

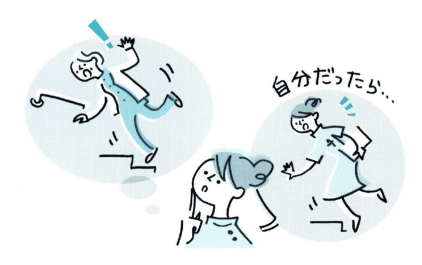

質的研究では，あえてこのような答えについて，判断を保留します．

つまり，どんな答えがあるかについて，研究者（ナース）が先に決めないようにするのです．そして，研究者（ナース）側からではなく，研究参加者（患者さん）側から，その答えを探ろうとします．もっと言うと，こうなります．

> 研究者が設定した環境に研究参加者をおいて考えるのではなく，研究参加者がふだん生活する場所に研究参加者をおいたままで，研究参加者の体験を知ろうとするのです．

「患者さんから見える病床環境ってどんなだろう？」
「患者さんは，自分が転倒することをどのように感じているんだろう？」
そんなふうに研究参加者（患者さん）の目をとおして病床環境や転倒経験を見つめなおしてみることで，研究者（ナース）には見えなかったさまざまな研究参加者（患者さん）の体験を知ることができる点，それが質的研究のユニークなところです．

●データに基づいて結果の枠組みが決まる

3つ目に，「得られるデータに基づいて結果の枠組みが決まってくる」という特徴があります．これは，2つ目にあげた「研究参加者の目線で（自然な環境で）問いを明らかにする」という特徴と結びついています．**表1-1**の⑤，⑥，⑧，⑩の定義がこれに該当します．

質的研究では，ナース側があらかじめもっている答えについて，いったん判断を保留する，ということを前述しました．これはすなわち，研究を始める前に，得られる結果の先読みをしないということです．

> 得られる結果の先読みをしないということは，きっとこういう結果になるだろうという「結果の枠組み」をもたずに，研究に臨むということです．

そうしないと，せっかく「研究参加者（患者さん）の目線で問いを明らかにしよう」と思っても，結局は研究者（ナース）の目線で想定した結果の枠組みのなかに，研究参加者（患者さん）の言葉をあてはめてしまうことになります．すると，いつまで経っても研究者（ナース）の目線から抜け出すことができなくなってしまうのです．

「どうして？」「なんで？」に再び光を当てる質的研究

　「どうして？」「なんで？」から出発し，患者理解へとつなげていくこと．
　"さっき"と"いま"，あるいは"あそこ"と"ここ"での患者さんの表情や行動の違いに注目して，それらが違っている理由を知り，患者さんの人間的な反応を意味づけること．
　このような発見と理解のプロセスは，"患者さんの目線に立つ"という姿勢がなければ，うまくいかないでしょう．そして，このように"患者さんの目線に立つ"という姿勢を何より大切にするのが，看護における質的研究の大きな特徴です．しかも，単に「ナースは患者さんの目線に立つ姿勢をもつべきだ！」という精神論を述べたり，気合を入れたりするだけではなくて，研究という手続きを踏んで明らかにしていくというところがミソです．
　研究的手続きを踏むことで，「どうして？」「なんで？」の問いに対して，着実に，ひとりよがりではない妥当な意味づけを引き出すことが可能になるのです．研究だからといって，なにか特別な出発点があるわけではありません．すべては看護の現場にあるのです．ただ，ちょっと忙しすぎて，ふだんは記憶の奥底にしまいこんでいるかもしれない問い──「どうして？」「なんで？」に再び光を当てるのが，質的研究という営みなのです．

Point!
質的研究を特徴づける性質

①研究で扱おうとするデータが言葉（文字や文章）で表される
②研究参加者の目線で（自然な環境で）問いを明らかにする
③得られるデータに基づいて結果の枠組みが決まってくる

Step 1 ● 質的研究とは何か？

2 質的研究の得意技

多様で複雑な体験への理解をめざして

　質的研究は，日ごろの看護実践をとおして見えてくる，患者さんの"さっき"と"いま"，あるいは"あそこ"と"ここ"での表情や行動の違いに注目し，それらが違っている理由を知り，患者さんの人間的な反応，患者さんの体験を意味づけることを得意とします．

　患者さんとひと口に言っても，いろいろな人がいます．誰ひとりとして同じ人は存在しません．ということは，質的研究によって意味づけられる"患者さんの体験"は，人の数だけ多様で，複雑なものであると考えられます．

　ではいったい，どのような場合に，多様で複雑な体験への理解が求められるのでしょうか？　言いかえると，質的研究が探究する現象とはどのようなものであり，私たちはそのような現象に対してどんな疑問をもって研究に臨むのでしょうか？

質的研究が探究する現象と問い

　質的研究が探求する現象には，①未知な現象，②特異な現象，③ばらつきのある現象，④不確かな現象，の4つのパターンが考えられます．

●未知な現象を知りたいとき：Xとは何か？

　1つ目は"未知な現象"です．"未知"とは，まだ知らないことや，まだ知られていないことです．ある現象——仮にこれを"X"としましょう——が私たちにとってなじみがないとき，私たちは「Xとは何か？」という問いを発して，質的研究にとりかかることができます．また，私たちの日常になじみすぎていて，ことさら疑問に思わないけれど，改めて問われてみるとうまく説明できないような現象を追究することも，質的研究が得意とすることです．

　たとえば，"看護の感性"という言葉があります．私が臨床現場にいたとき，休憩室や更衣室で，ナースたちのこんな会話をよく耳にしました．

　「今度入ってきた新人さんって看護のセンスあるわね」

　「あの人は何年臨床を経験していても看護的センスがないから……」

ナースたちが言う"看護のセンス"って，いったいなんだろう？　私はとても興味がわきました．そして，その数年後，たくさんのナースや看護学生さんにインタビューを行い，得られたデータを分析して"看護の感性(センス)"のもつ特徴の一端を明らかにしました（谷津，1999）.

谷津裕子（1999）．看護における感性に関する基礎的研究──「看護場面的写真」を鑑賞する看護者の反応の分析．日本看護科学学会誌，19(1)，71-82．

　また，入院中の子どもたちが口にする「だいじょうぶ」という言葉．私のよく知る小児科ナースは，子どもに「歩けるかな？」と尋ねたとき，まだ幼児であっても「だいじょうぶ」と応えるその様子を見て，子どもは子どもなりに自分の身体機能を評価しているのかなと，とても興味深く思ったそうです．

　そして，子どもたちの言う"だいじょうぶ"って，どういうことなんだろう？　子どもたちが，どのようにして自分の状態を「だいじょうぶ」ととらえるんだろう？　そう考え，入院中の子どもたちとかかわりながら子どもたちの言動や行動を観察したり，子どもたちにインタビューしたりしました．その結果，彼女は，子どもたちが言う「だいじょうぶ」の意味や，子どもたちが自分の身体感覚を駆使して病状を把握したり危険を回避したりするプロセスを明らかにしました（松尾，2006）.

松尾ひとみ（2006）．からだの回復を体験する学童がとらえた「だいじょうぶ」という感覚．日本看護科学学会誌，26(1)，3-12．

　このように，私たちナースが，知っているようでいて実はよく知らない現象があった場合に，質的研究を行うことによって，その現象の定義や性質に対する私たちの理解が促されます．

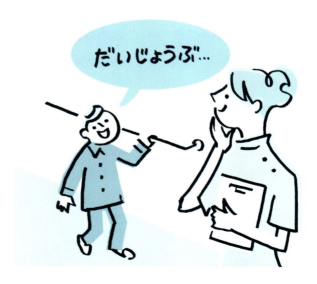

●特異な現象を知りたいとき：Xとはどんな体験なのか？

2つ目は"特異な現象"です．"特異"とは，ほかのものと異なっていることです．ある人の属性が，社会文化的な文脈からみて少数派であり，見逃すことのできない特性であると考えられる場合，私たちは，その人がどのような体験をしているのか？　と関心をいだくでしょう．その手助けをするのも質的研究の役割の1つです．

たとえば，妊婦さんのなかには，妊娠を中絶することができない妊娠22週を過ぎた時期に，胎児の発育異常や形態異常を診断される方がいます．このような方々は，妊婦さん全体からみると少数ですが，少ないからこそ，"どうして私の子どもが……？"と，妊婦さん自身が受ける衝撃は大きいのではないかと，助産師をしている私の知人は深く心を痛めました．

先行研究を調べてみたところ，このような妊婦さんがいったいどのような体験をしているのかに関する研究は少なく，とくに，胎児異常を診断されたあとも妊娠を継続し，分娩に至った方を研究したものはほとんど見当たりませんでした．そこで彼女は，妊娠22週以降に胎児異常を診断され，その後，妊娠・分娩・産褥期間を入院して過ごしている妊産婦さんをケアしながら，妊産婦さんの様子を観察したり，妊産婦さんにインタビューをしたりして，妊産婦さんの体験に迫りました．その結果，精神的にショックを受けたり，身体的な苦痛を感じながらも，わが子に対して期待と温かい思いをいだきつづける妊産婦さんの様子が浮き彫りになりました（上條，2003）．

上條陽子（2003）．妊娠中期以降に胎児異常を診断された妊産婦の体験．日本助産学会誌，17(2)，16-26．

このように，少数の，しかし見逃すことのできないような人々の体験を知りたいとき，私たちは「どんな体験をしているのか？」と問いを発して，質的研究を行うことができます．

●ばらつきのある現象を知りたいとき：
　Xにはどんなものが存在するか？

3つ目は"ばらつきのある現象"です．十人十色という言葉があります．「人の好む所，思う所，なりふりなどが一人ひとり違うこと」を意味します（広辞苑）が，その「違い」について知りたいとき，質的研究が手がかりになります．

たとえば，"快適な出産"や"満足のいくお産"という言葉があります．お

新村出記念財団（2008）．広辞苑．第6版 -DVD-ROM版，東京：岩波書店．

産を体験する女性のなかには，快適や満足という言葉では語れないような，心身ともに変革がもたらされるような，このうえなくすばらしいお産を体験する方がいるらしいのです．

いったいどのような出産が女性にとって心身ともに変革がもたらされるような出産なのでしょうか．このような疑問のもとに，自己の変革につながるような出産の要素を明らかにした研究があります．出産を終えた女性が残したたくさんの手記や語りがデータとして収集され，分析されて，そこから次の5つの要素が抽出されました．

① 身体的な感覚に関する「ボディセンス」
② 幸福感を示す「Happy」
③ 分娩時の不思議な感覚を示す「至高体験」
④「満足，充足，感謝」
⑤「あるがまま」

この研究では，この5つの要素をもとにして，変革につながるような出産経験を測定するための尺度が開発されました（三砂，嶋根，野口ほか，2005）．

このように，「Xにはどのようなものがあるか？」「Xについて人々はどの

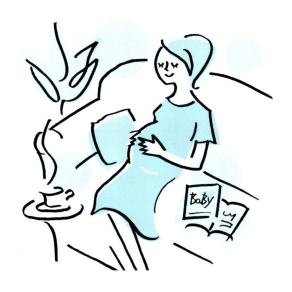

三砂ちづる，嶋根卓也，野口真紀子，竹内正人，菅原ますみ，福島富士子，丹後俊郎，柳原洋一，小林秀資（2005）．変革につながるような出産経験尺度（TBE-Scale）の開発：主体的出産経験を定義する試み．臨床婦人科産科, 59(9), 1303-1311.

ように考えているのか？」という問いを発して，現象を類型化し，人間の体験のさまざまな側面を明らかにするのも，質的研究が得意とすることです．

このような研究の結果は，前記の研究のように，尺度開発や数量的調査の前段階の研究として役立てられることがあります．

●不確かな現象を知りたいとき：Xは確かなことなのか？

4つ目は"不確かな現象"です．確かではない，あやふやな現象があるとき，私たちは不安な気持ちになりますね．ついつい「それは確かなの？」と確かめずにはいられないものです．このように，「いったいそれは確かなことなのか？」という問いを発して，ある程度すでに明らかにされている現象をさらに確かめたり，いままでにない視点から見直したりするために，質的研究が利用されることがあります．

たとえば，出産後のうつ状態について，10年間に12の研究を積み重ねたBeckという研究者がいます．彼女は，この研究プログラムが発展していったプロセスを，一編の論文（Beck, 1997/1999）にまとめています．この論文によりますと，彼女はいちばん初めにマタニティーブルーと出産後うつ状態との相関を調べる量的研究を行いました（Beck, Reynolds & Rutowski, 1992）．この研究は首尾よく進み，出産後うつ状態の重症度を調べるための尺度まで生み出すことができました．

しかしBeckは，この研究成果に満足することができませんでした．なぜなら，この研究では出産後うつ状態を体験することが母親たちにとってどのようなものであったかの記述を欠いていたからです．そこで，文献レビューを行い，出産後うつ状態に関する質的研究がないことを見出しました．そして研究プログラムの第2段階として，こうした母親の体験の意味を引き出す現象学的研究を行うことに決めました．そして，この研究の結果，出産後うつ状態の生々しい体験の本質的な構造を記述する11のテーマが導かれました（Beck, 1992）．

このように，量的研究では見えにくかった現象にスポットライトを当てたり，量的研究で得られた結果が確かかどうかをていねいに調べて，結果の妥当性を高めたりするためにも，質的研究は有効です．

Beck CT（1997）/本田育美，田中優子，和田恵美子，小倉之子，高田美奈子，中木高夫訳（1999）．質的および量的アプローチを用いた研究プログラムの発展．Quality Nursing, 5(12), 66-73.

Beck CT．Reynolds M & Rutowski P（1992）．Maternity blue and postpartum depression. J Obstet Gynecol Neonatal Nurs, 21, 287-293.

Beck CT（1992）．The lived experience of postpartum depression；a phenomenological study. Nursing Research, 41, 166-170.

質的研究をとおして見えてくるもの

　質的研究を始めるきっかけを与える，日ごろの看護のなかからわいてくる疑問や関心には，大別するとここに示した4つのパターンが存在します．それぞれのパターンにおいて，質的研究をとおして見えてくるものは異なります．しかしいずれにしても，人間の体験に関する理解が深まるという点では共通しています．多様で複雑な人間の体験への理解を深めること，これこそが"質的研究の得意技"なのです．

Point!

質的研究が探究する現象と問いの例

①未知な現象　　　　　「Xとは何か？」
②特異な現象　　　　　「少数の人々はどのような体験をしているのか？」
③ばらつきのある現象　「Xにはどのようなものがあるのか？」
　　　　　　　　　　　「Xについて人々はどのように考えているのか？」
④不確かな現象　　　　「Xは確かなことなのか？」
　　　　　　　　　　　「Xには妥当性があるのか？」

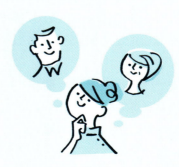

Step 2

研究テーマをしぼり込むステップ

Step2 ● 研究テーマをしぼり込むステップ

1 研究テーマを導き出すまでの流れ

それぞれの言葉の意味，違いとは？

これまでは，とくに吟味せず，研究上の関心とか疑問という言葉を使ってきました．ここで，〈研究上の関心〉と〈研究課題〉と〈研究問題〉という言葉が，それぞれどのような意味をもち，どのように違うのか，そしてどのように研究テーマのしぼり込みに関係するかについて，ちょっとマジメに考えてみたいと思います（**図2-1**）．

Step1ではいくつかの「どうして？」「なんで？」をあげました（p.3参照）．どの疑問も，患者さんに寄せるナースの関心から生じていることに注目しましょう．日々の看護のなかから自然とわき起こってくる，きわめて素朴な「どうして？」「なんで？」でした．

この段階ではまだ，研究の道すじが見えてきませんが，決してあせる必要はありません．なぜなら，いまはまだ〈研究上の関心〉をいだき，気づいた最初の段階であって，〈研究問題〉が見えているわけではないからです．

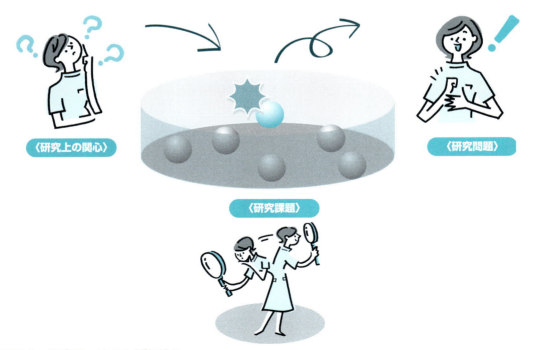

図2-1　研究テーマのしぼり込み

〈研究問題〉とは，研究のプロセスでいえば，〈研究目的〉に最も近く，洗練された，最終的な疑問であり関心です．Burns & Grove（2005/2007）によると，〈研究問題〉は，看護実践に関する知識のなかで，まだ明らかにされていない気がかりな領域であって（Burns & Grove，p.76），〈研究目的〉を引き出し，研究の展開を指示するものです（Burns & Grove，p.87）．

〈研究問題〉の段階と，まだまだ素朴に〈研究上の関心〉をいだいている段階との中間に位置して，両者をつないでいるもの，それが〈研究課題〉です．〈研究課題〉は，〈研究上の関心〉を深く掘り下げていくことによって見えてくる，〈研究上の関心〉を取り巻くさまざまなトピックスの塊であり，そこからいくつかの〈研究問題〉が生み出される源泉でもあるのです．

> Burns N & Grove SK（2005）/ 黒田裕子，中木高夫，小田正枝，逸見功監訳（2007）．バーンズ＆グローブ看護研究入門――実施・評価・活用．東京：エルゼビア・ジャパン．

研究の"はじめの一歩"は慎重に

●一つひとつの段階を踏んで

〈研究上の関心〉に気づき，〈研究課題〉を洗い出し，〈研究問題〉を明確にして，〈研究目的〉を設定するという流れ（**図2-2**）は，研究全体のプロセスの"はじめの一歩"にあたります．まだ実際にデータを収集したり分析したりしていないので，看護研究に取り組んでいるナースのなかには「早く切り

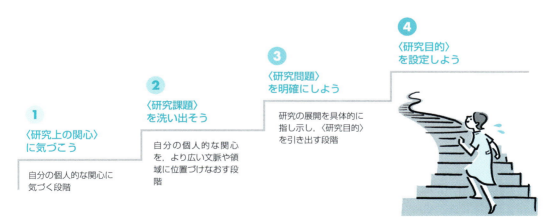

図2-2 研究テーマのしぼり込みのステップ

上げて，次の段階に行かなくちゃ！」とあせる人が見受けられます．院内教育の一環として，看護研究発表会などが年中行事に組み込まれているときはとくに，研究のデッドラインがあらかじめ決められているので，のんびりと構えていられない心境なのでしょう．

●行きつ戻りつ，らせん状に進む

　理想的なことをいえば，この段階は急ぐべきではありません．〈研究上の関心〉に気づき，それを手がかりに，関連する〈研究課題〉を調べ，〈研究問題〉を明確化するのには，多くの時間が必要です．また，その問題が研究者にとって真に関心のあるものなら，その時間はより有益に使われたことになるでしょう．

　しかも，研究プロセスの"はじめの一歩"である研究テーマのしぼり込みの過程は，まっすぐに進むものでもありません．〈研究課題〉について調べていくうちに当初のものとは違う〈研究上の関心〉に気づいたり，〈研究問題〉を明確化していくうちに別の〈研究課題〉がみえてきたりと，行きつ戻りつしながら，らせん状に進んでいきます．この過程があまりに大切なので，修士課程では通常，研究テーマのしぼり込みに１年あまりを費やします．

　患者の状態を理解しなければ医師が治療や手術を行わないのと同じように，研究者も〈研究問題〉を簡潔かつ明確に記述できるまでは，それを解決しようとすべきではありません．研究者は，問題を解決する前に何をしようとしているのかを知らなければならないのです（Polit & Hungler, 1987 / 1994, p.36）☞．

☞ Polit DF & Hungler BP (1987) / 近藤潤子監訳 (1994). 看護研究──原理と方法. 東京：医学書院.

　ちなみに，院内で行われる看護研究発表会では，すでに終了した研究を報告することが多いようです．しかし筆者は，前記の理由から，それぞれの研究の進行状況を（途中なら途中経過を）発表するのが望ましいと考えています．

　研究テーマのしぼり込みのプロセスにじっくり取り組んでいるのであれば，その取り組みについて発表してもらうことで，参加者から建設的な意見をもらえたり，参加者に研究的な刺激を与えたりすることができるのです．

　それでは，以下に研究テーマをしぼり込むステップを段階ごとにお話しします．ただし，〈研究上の関心〉についてはStep 1でくわしくみてきましたので，〈研究課題〉から始めます．

Step2 研究テーマをしぼり込むステップ

2 〈研究課題〉を洗い出そう

〈研究課題〉とは
看護実践に必要な知識の中心

〈研究課題：research topics〉は，根拠に基づいた看護実践を提供するのに必要な知識の中心をなす概念を意味しています（Burns & Grove, 2005/2007, p.76）☞.

●〈研究上の関心〉から〈研究課題〉へ

入退院を繰り返す患者さんに対して，あるナースがいだいた〈研究上の関心〉を例に考えてみましょう.

> アルコール性肝疾患を患い，入退院を繰り返している患者さんがいます．入院すると比較的すぐに病状が安定し，退院に向けた保健指導も十分に理解できた様子で退院するのですが，しばらくすると病状が悪化し，入院しているのです．なぜこの患者さんが入退院を繰り返すのか，私はとても不思議に思っています．

ナースの目からみると，この患者さんは"健康管理行動をとれない，セルフケア能力が欠如した人"というふうに映るかもしれません．

このような場合，ナースの〈研究上の関心〉には「セルフケア能力」という〈研究課題〉が含まれていることがわかります．

「セルフケア能力」のほか，ナースによって頻繁に追究されている〈研究課題〉には，次にあげることがあるといわれています（Burns & Grove, p.86）．

- 対処パターン
- ストレス
- 痛み
- 教育学習過程
- 健康増進
- リハビリテーション
- 疾病予防
- 病気の管理
- ソーシャルサポート
- QOL　など

〈研究課題〉は，患者さんに関する個人的な関心である〈研究上の関心〉を，もっと広い文脈や領域に位置づけなおして検討したときに，初めて見えてくるものです．さらにいうと，〈研究上の関心〉を足がかりにして〈研究課題〉を見出すためには，ある種の"ジャンプ"——自分の個人的な関心を，より広い文脈や領域に位置づけなおすこと——が必要なのです．

☞ Burns N & Grove SK（2005）/黒田裕子，中木高夫，小田正枝，逸見功監訳（2007）．バーンズ&グローブ看護研究入門——実施・評価・活用．東京：エルゼビア・ジャパン．

●関連する概念を洗い出す

　自分の〈研究上の関心〉が，どのような概念に関連するかを考えるために，私たちはある程度，先にあげたような看護実践に関連するさまざまな概念を理解することが求められます．でも，知らないからといってあきらめる必要はありません．関連しそうな概念を，そのときに調べても構わないのです．

　〈研究課題〉を確認する過程では，私たちは何度も自問自答します．先の例で，ナースは初め，入退院を繰り返す患者さんは"健康管理行動がとれない，セルフケア能力が欠如した人"であると思いました．そして，そんな患者さんを気の毒に感じ，"セルフケア能力を向上させるにはどうしたらよいか"と考えはじめました．"退院時の指導を充実させるべきではないか？""退院後のフォローアップ体制を整えるべきではないか？"……と．

　さまざまな考えをめぐらせていたとき，別のひらめきがナースの頭をかすめました．

　"アルコール性肝疾患で入退院を繰り返しているAさんが，「入院するとホッとするよ」って私に言ったことがあったっけ．そして，こんなことを言っていた．「病院の外にはもっとつらい現実が待ってるから，それに比べて病院は極楽だ」"

　患者さんが入退院を繰り返すことは，見方を変えれば，患者さんが困難を乗り越えるために編み出した対処パターンなのかもしれません．

　さらに考えていくうちにナースは，Aさんが入院中に，そして退院後に，どのような生活を送り，どのようなことを感じたり考えているのかについて，あまりくわしくは知らないことに気がつきました．そして，アルコール性肝疾患で入退院を繰り返す患者さんが体験していること全体に興味がわいてきました．

　このように自問自答を繰り返しながら，ナースの関心は，①セルフケア能力→②対処パターン→③患者の体験へと，徐々に移り変わりました．この①，②，③のすべてが，この時点での〈研究課題〉であり，このあとに別々の〈研究問題〉へと発展していく可能性のあるトピックスなのです．

Step 2 ● 研究テーマをしぼり込むステップ

3 〈研究問題〉を明らかにしよう

〈研究問題〉とは
研究に値するものであるかの選択

〈研究問題：research problem〉は，〈研究課題〉をよりくわしく調べ，研究に値するものとそうでないものをより分けたものです．その結果，明らかになってくる，研究で追究すべき特定の関心領域です．したがって，〈研究問題〉の段階では，次のような具体的な状況までも指定されることがほとんどです．
- 誰にとっての
- 何についての
- どのような現象を
- どのように知りたいのか

●〈研究課題〉から〈研究問題〉へ

先にあげた例で考えてみましょう．ナースは，"入退院を繰り返す患者"にまつわる〈研究課題〉として，①セルフケア能力，②対処パターン，③患者の体験，という3つの概念があることを確認しました．〈研究課題〉は，"このような概念に関心がある"といった漠然とした関心領域ですから，その概念のうちのどれが，どのように疑問なのかはまだ明確になっていません．

これらの課題が，研究に値するものかそうでないかを，どのように検討したらよいでしょうか？

〈研究課題〉から〈研究問題〉を引き出すには，①看護の場に置き換えて確認する，②知識や経験の豊富な人から助言や支援を得る，③文献検討を行う，といった方法（通常は1つではなく2つ以上の方法）を活用することが必要です（Bailey, 1999/2001, pp.1-5；Burns & Grove, 2005/2007, pp.78-88）☞．

●看護の場に置き換えて確認する

1つ目は，〈研究課題〉として着目した概念を，もう一度看護の場に置き換えて，具体的で実践的な疑問であるかどうかを確認したり，まだ明らかになっていない疑問が何かを発見するという方法です．

たとえば，入退院を繰り返す患者のセルフケア能力を向上させるために効果的なのはどのような介入なのだろうか，入退院を繰り返す患者の困難への

☞ Bailey D（1999）/朝倉隆司監訳（2001）．保健・医療のための研究法入門——発想から発表まで．東京：協同医書出版社．

☞ Burns N & Grove SK（2005）/黒田裕子，中木高夫，小田正枝，逸見功監訳（2007）．バーンズ＆グローブ看護研究入門——実施・評価・活用．東京：エルゼビア・ジャパン．

対処パターンにはどのような特徴があるのだろうか，といった疑問です．これらは，頭の中で想定されるだけでなく，臨床の場に置き換えても確認できることかもしれません．

いうまでもなく，研究の目標は，その成果が看護の場に還元されることにあるのですから，看護の場で実際に確認される疑問について追究することの意義は大きいわけです．

修士課程や博士課程の学生さんの多くが，研究目的を見つけ出す前にフィールドに出かけていくのは，この段階の作業を固めるためでしょう．

●知識や経験の豊富な人から助言や支援を得る

2つ目は，〈研究課題〉として着目した概念に親しい人（同僚，先輩，教員，専門家など）と話をしたり，研究メンバーに加わってもらったりして，さまざまな助言や支援を得るという方法です．知識と経験が豊富な人々は，〈研究問題〉の明確化に必要な知識をあなたと共有し，助言者としての役割を果たしてくれるでしょう．

あなたが知りたいと思っていた疑問のうちのいくつかは，知識や経験が豊富な人から助言を得ることで，解決できてしまうものかもしれません．たとえば，アルコール性疾患患者の初回退院時における基本的な指導事項に関してあなたがもっている疑問は，先輩や教員，専門家が十分答えることができ，その答の妥当性も，次に述べる文献レビューによって容易に確認できることかもしれません．そのような疑問は，〈研究問題〉から除外されます．

●文献検討を行う

3つ目は，〈研究課題〉として着目した概念に関連する過去の研究論文をいくつか読み，自分の関心領域で知られていることは何か，知られていないことは何かを把握する方法です．

あなたが知りたいと思っていた疑問のいくつかは，既存の研究論文で，すでに明らかにされていることかもしれません．そのような疑問は，〈研究問題〉から除外されます．また逆に，まだ明らかになっていない疑問が何かを，既存の研究論文をヒントに見つけ出すこともできるでしょう．

あなたが知りたいと思っていたものと近いことが，すでに明らかになっていたとしても，すぐにはあきらめないで！　研究論文の最終ページにはよく

「本研究の限界」や「今後の課題」について言及されており，その研究領域で知識を強化するために必要な，今後の研究のための"勧告"（recommendations）が書かれていますので，ここをじっくり読んでみてください．"勧告"は，〈研究問題〉の宝庫なのです．

　1つの研究ですべてのことが証明されるということはまずありません．研究対象の数や性質，おかれた環境が異なれば，また別の結果が得られることは少なくありません．そのため，研究結果の信憑性を高めたり，結果の一般化の可能性を広げたり，理論開発につなげていくための追研究（研究の反復）が必要となります．

　"勧告"は，たいていの場合，反復研究の必要性や方法を具体的に示してくれているのです．

●〈研究問題〉を練り上げる

　以上のような方法で，〈研究課題〉から〈研究問題〉が引き出されたら，あとは自分の頭の中で次のように熟考し，〈研究問題〉を練り上げます．

- どの問題が看護にとって最も重要であるか？
- どの研究が，その分野にさらなる研究の基礎を提供する最も大きな可能性をもっているか？
- どの研究が最も実行可能（使える時間，費用，研究者の能力，対象や施設や設備の利用可能性，他者の協力，倫理的な問題などからみて）に思えるか？
- どれが最も魅力的か？

　こうして練り上げられた〈研究問題〉のみが〈研究目的〉へとつながっていきます．

　研究テーマは，このように，〈研究上の関心〉に気づき，〈研究課題〉を洗い出し，〈研究問題〉を明らかにして，〈研究目的〉を設定するという流れで，ていねいにしぼり込まれるのです．

Step2 ●研究テーマをしぼり込むステップ

〈研究目的〉を設定しよう

〈研究目的〉を導き出すプロセスとは

　〈研究問題〉は，看護実践に関する知識のなかで，まだ明らかにされていない気がかりな領域であり，〈研究目的〉を引き出し，研究の展開を指示するものです．〈研究問題〉を明確にして，〈研究目的〉を導き出すプロセスについて，先にあげた例をもとにお話ししましょう．

●〈研究課題〉から〈研究問題〉へ

　入退院を繰り返すアルコール性肝疾患の人々が入院中に，そして退院後に，どのような生活を送り，どのようなことを感じ，考えているのかについて，ほとんど何も知らないことが気にかかっているナースがいました．

　そこで，"入退院を繰り返すアルコール性肝疾患の人々の体験"という〈研究課題〉に着目し，看護の場に置き換えて確認したり，知識や経験が豊富な人から助言や支援を得たり，文献レビューを行ったりして，その課題を掘り下げてみました．その結果，次のようなことが明確になりました．

① わが国では，アルコール性肝疾患患者の多くが年間数回の入退院を繰り返すこと
② それらの患者に対してナースがいだくイメージは決してよいものではないこと
③ ナースは自分たちのかかわりが不十分であることが入退院を繰り返す一因ではないかと考えていること
④ アルコール性肝疾患に関する多数の文献に欠落しているのは，入退院を繰り返すアルコール性肝疾患の人々が入院中や退院後にどのような生活を送り，どのようなことを感じ，考えているのかに関する知識であること

　これらのことから，このナースは，「入退院を繰り返すアルコール性肝疾患の人々の体験，つまり，入退院を繰り返すアルコール性肝疾患の人々が，入院中や退院後にどのような生活を送り，どのようなことを感じ考えているかに関する知識の蓄積が少ないこと」を問題ととらえました．この問題が，〈研究問題〉です．

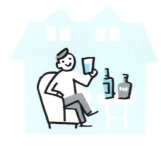
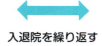
入退院を繰り返す
アルコール性肝疾患の
人々
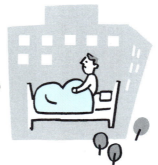

● 〈研究問題〉の陳述

　〈研究問題〉は，〈研究課題〉をよりくわしく調べ，研究に値するものとそうでないものをより分けた結果明らかになってくる，研究で追究すべき特定の関心領域です．〈研究問題〉を選択したら，研究方法の検討に進む前に，形式にのっとって，その問題陳述（問題を明確に述べておくこと）を行うことをおすすめします．〈研究問題〉を紙にくわしく明確に書きとめることで，あいまいな点や不確かな点が明確になることが多いのです（Polit & Beck, 2004／2010, p.73）．

Polit DF & Beck CT（2004）／近藤潤子監訳（2010）．看護研究——原理と方法．第2版．東京：医学書院．

● 〈研究問題〉から〈研究目的〉へ

　問題陳述を行ったことで，このナースはまだあいまいな点があることに気づきました．それは，"入退院を繰り返すアルコール性肝疾患の人々の体験"をどの視点からとらえるのかということです．ナースがとらえる患者さんのイメージではなく，患者さん本人の語りが必要不可欠であると，このナースは考えました．そして，最終的に導き出した〈研究問題〉は，次のようなものでした．

「入退院を繰り返すアルコール性肝疾患の人々が，入院中や退院後にどのような生活を送り，どのようなことを感じ，考えているか，すなわち，入退院を繰り返すアルコール性肝疾患の人々の体験についての，患者自身の語りをとおした知識の蓄積が少ないこと」

　この〈研究問題〉を解決することが，〈研究目的〉となります．この研究の場合，「入退院を繰り返すアルコール性肝疾患の人々が，入院中や退院後にどのような生活を送り，どのようなことを感じ，考えているかを患者自身の語りから明らかにすること」，あるいは「入退院を繰り返すアルコール性肝疾患の人々の体験についての，患者自身の語りをとおした知識をつくり出すこと」が〈研究目的〉となるでしょう．

Point!

質的研究の〈研究課題〉〈研究問題〉〈研究目的〉の特徴とは

　質的研究は，Step1で述べたように，患者さんをはじめとする研究参加者の目線で問いを発し，問いを明らかにしようとする点に特徴があります．そのため，その研究のフォーカスは，研究参加者自身の認識する世界にあたることがほとんどです．

　したがって，〈研究課題〉〈研究問題〉〈研究目的〉も，質的研究の場合，ある特定の人や集団の主観的観念や出来事，現象，文化，社会の一側面であることが多いです．これは，一般的な事柄や物質の量や性質，変数間の関係などにフォーカスをあてる量的研究とは対照的です．

4 〈研究目的〉を設定しよう

Tea Break　きっかけはいろいろでも

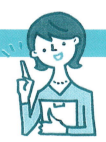

　この本を手にとってくださっている方は，きっと何かわけがあって看護研究に関心をおもちなのだろうと思います．なかには，自分の意に反して病棟の「看護研究の係」にさせられ，けっしてハッピーとはいえない気持ちでこの本を手にしている人もいるかもしれませんね．

　以前，このような話を聞いたことがあります．そのナースが勤務する病棟では，年に1回，さまざまな係を分担するのですが，「看護研究の係」は最も不人気で，誰も自分からは手を挙げないのだそうです．すると，先輩ナースが目配せをして，運悪く目が合ってしまったナースが「看護研究の係」に任命されてしまうのだそうです．悲劇ですね．

　いったいなぜ，「看護研究の係」は人気がないのでしょうか？　おそらく，その1つは時間的・精神的なゆとりがなく，「研究に時間を割かれるのはいや！」と思ってしまうことがあるのでしょう．もう1つは，研究を行う手だてが十分になく，「どこからどのように進めていったらよいかが分からない」という思いから，ではないでしょうか．

　「ゆとりがない」ので研究を行う手だてを得られない，そして「研究を行う手だてがない」ので膨大な時間を割かれる，というふうに，この2つの理由は循環しているように思います．

　時間的な，そして精神的なゆとりは，自分ひとりの努力ではなかなか生まれないかもしれません．でも，研究を行う手だては，自分自身で，ある程度獲得できます．看護研究について書かれている文献を読んだり，研究を行ったことのある先輩に相談したりと……．

　そうして研究を行う手だてを獲得することによって，自分自身を，先にみた悪循環の鎖から早く脱出させてあげることが大切です．きっかけは「運悪く」「しかたなく」でもよいのです．イヤイヤ取り組んだ看護研究でも，進めていくと意外に楽しく，勉強になることがいっぱいあるものです．この本を読んでいらっしゃるあなたは，すでに悪循環の鎖から脱出しているか，脱しかけているでしょう．

　研究に取り組むきっかけとなる「どうして？」「なんで？」の問いというものも，すべてが日ごろの看護実践から自然に浮かび上がってくるとはかぎりません．看護研究を行わざるをえない環境におかれたときに，必要に迫られて，一所懸命考えて，ようやく導き出した問いであってもかまわないのです．きっかけはいろいろでも，研究に取り組んでみることに価値があると思います．

Step2 ● 研究テーマをしぼり込むステップ

5 文献検索と文献検討がめざすもの

〈研究課題〉から〈研究問題〉を引き出すために

〈研究課題〉から〈研究問題〉を引き出すには，①看護の場に置き換えて確認する，②知識や経験の豊富な人から助言や支援を得る，③文献検討を行う，といった方法があると紹介しました（図2-3）．

このうち，③の文献検討については，文献を探し出す段階，探し出した文献を批判的に吟味する段階，検討した内容を文章化する段階，の各段階において，特有の知識や技術が必要となります．ここでは，文献検索の方法と文献の検討内容のすぐれた書き方についてお話しします．

●なぜ〈研究問題〉を引き出す一手段となりうるのか

文献検討の必要性については，〈研究課題〉から〈研究問題〉を引き出す手段の1つとして紹介したとおりです．ではなぜ，文献検討を行うことが〈研究課題〉から〈研究問題〉を引き出す一手段となりうるのでしょうか？　その理由として，次にあげる3点が考えられます．

①**研究の背景を明らかにして具体的な研究の方法や視点を明確化する**

1つ目は，研究の背景を明らかにすることをとおして，研究の方法や視点

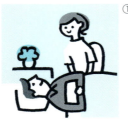
①看護の場に置き換えて確認する

②知識や経験の豊富な人から助言や支援を得る

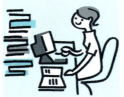
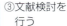
③文献検討を行う

図2-3　〈研究問題〉を引き出すために

が明らかになるという点です．研究の背景とは，自分が研究しようとするテーマを取り囲んでいる多様な状況のことをさします．そうした多様な状況を研究者自身が把握することにより，これまでどんな視点で，どんな研究の方法が用いられてきたかが明らかとなることでしょう．そのことは同時に，今後求められる研究の方法や視点を明らかにすることでもあるでしょう．

②文献を批判的に吟味（クリティーク）して信用できる研究の成果を活用する

2つ目は，自分の研究の足場にできる先行研究を見定めるという点です．

研究論文として学会誌などで報告されていると，それだけで権威者のお墨付きのように思ってしまい，無条件にその論文が正しいとか妥当だとか思ってしまうことはありませんか？

実はそうとはかぎりません．手にした文献の内容が信用に足るものかどうかを批判的に吟味する（これを「クリティークする」ともいいます）には，クリティークの視点が必要です．

研究論文のクリティークの視点として，量的研究・質的研究それぞれにたくさんの基準が示されていますが，この本では，それらの基準を細かく論じることはできません．ですが，質的研究については，北，谷津（2009）が，国内外で発表されているクリティークの視点ないし評価基準を踏まえたうえで，独自に，質的記述的研究，現象学的研究，エスノグラフィー，グラウンデッド・セオリー法に関するクリティークの視点を提示しています．それらの視点を参考にして，手にした文献を批判的に読み解き，信用できる研究の成果のみを自身の研究に活用するように心がけてください．

③文献検討した結果を文章にして研究の背景を他者に明確に伝え，その研究を行う価値があることを説得する

3つ目は，自分の研究が行うに値することを，読み手に説得する手だてとする点です．

自分が追究したい事柄が，先行研究でまだ明らかにされていないことを，妥当な根拠をあげて説明することが大切です．その意図が読み手にきちんと伝われば，研究の必要性や意義までも読み手に納得させることができ，研究を行う価値があることが説得できるでしょう．

このような説得を首尾よく行うことは，とくに研究助成金を獲得しようとして研究計画書を審査してもらう場合などはたいへん重要です．

北素子，谷津裕子（2009）．質的研究の実践と評価のためのサブストラクション．東京：医学書院．

Point!
文献検討の必要性
①研究の背景を明らかにして具体的な研究の方法や視点を明確化する
②文献を批判的に吟味（クリティーク）して信用できる研究の成果を活用する
③文献検討した結果を文章にして研究の背景を他者に明確に伝え，その研究を行う価値があることを説得する

ここにあげた3点は，文献検索と文献検討の目的ともいえます．要するに，文献検索と文献検討の目的は，研究テーマに関する先行研究の現状を明らかにすることなのです．

文献とは何だろう

文献とはどのようなものでしょうか？　ここで，文献という言葉についてくわしく調べてみましょう．なお，以下に述べる文献の分類法や文献検索の方法については，佐藤，和田（2004）☞を引用・参照しています．

☞
佐藤淑子，和田佳代子編（2004）．ナースのためのWeb検索・文献検索テクニック．JJNスペシャル76，東京：医学書院．

●「図書」と「雑誌」の違い

文献は，大ざっぱにいうと「図書」と「雑誌」とを含みます．

「図書」は，本または書籍とよばれることがあります．図書は，1冊ごとに1つのタイトル（題名）がつけられ，著者も1人，または何人かの共著で書かれており，探す単位も1冊ごとになります．

図書は，すでに定説化されて評価の定まったことがらについて書いてあることが多くあります．内容や構成も，タイトル（題名）に沿って系統的に述べられていることが多いです．

一方，「雑誌」は1冊のなかに内容の違う多くの論文や記事が集められており，タイトル（論文名）や著者もそれぞれ違うので，探す単位は論文ごとになります．

雑誌は，1冊で完結する図書とは異なり，継続して定期的に発行されます．雑誌論文には，臨床現場での新しい情報やケアの工夫，看護研究の成果などが掲載され，情報が早いことが特徴です．

●一次資料と二次資料の違い

また，文献には，「一次資料」「二次資料」という分類もあります．

「一次資料」は，一次文献とよばれることがあります．前述の図書や雑誌論文，新聞記事やデータ類など，オリジナルな情報そのものを一次資料といいます．「二次資料」は，二次文献とよばれることがあります．これは，一次資料を探すためのもので，主に雑誌文献などを，論文内容や著者などさまざまな角度から探せるように再編集されています．以前は「索引誌」などとよばれる冊子媒体が主流でしたが，最近では，インターネットを利用して検索する「データベース」とよばれる電子媒体のものが主流となってきました．

どれも，利用者のニーズに合うように工夫され，文献を効率よく探すための案内書的な役割を担っています．GoogleやYahoo! Japanなどの検索エンジンも，利用の仕方によっては重要な二次資料源となりえます．

文献検索の方法

それでは，実際の文献検索の方法を，順を追ってお話しします．ここでお話しするのは，インターネット版の「データベース」を用いた検索方法ですが「索引誌」などの冊子媒体においても，検索方法は基本的に同じ手順です．

●使用するデータベースを選択する

まずは自分が利用でき，使いやすいデータベースを見つけることから始まります．

あなたの所属する医療機関や教育機関が，なんらかのデータベースと契約しているか否か，どんなデータベースかを調べてみましょう．たとえば，私が所属する大学では，**表2-1**にあるようなデータベースと契約しています．それぞれのデータベースの機能を知ったうえで，自分が検索したい文献の特徴に合うデータベースを試してみましょう．

所属する医療機関や教育機関がどのデータベースとも契約関係を結んでいない場合，あなたが日本看護協会の会員であるなら，会員専用サイトをのぞいてみてください．「JNA-会員ダイレクト」に登録すれば，「最新看護検索

表2-1 日本赤十字看護大学図書館ホームページから利用できるデータベース例

	データベース名	機能
国内文献検索	CiNii	学協会刊行物・大学研究紀要等の学術論文データベース
	医中誌Web	国内発行の医学・看護・薬学・歯学を網羅する論文情報データベース
	J-STAGE	学協会の学会誌，論文誌の発行を電子化して行う科学技術情報発信・流通総合システム
	最新看護索引Web	日本看護協会図書館で編集している看護文献データベース
	KAKEN：科学研究費助成事業データベース	科学研究費補助金により行われた研究の採択課題，研究成果の概要，研究成果報告書，自己評価報告書
	厚生労働科学研究成果データベース	厚生労働科学研究費補助金等で実施した研究報告書の概要版（抄録），報告書本文のデータベース
	JAIRO：学術機関リポジトリポータル	日本の学術機関リポジトリに蓄積された学術雑誌論文，学位論文，研究紀要，研究報告等の学術情報
	RECCORE：日本赤十字看護大学学術情報リポジトリ	日本赤十字看護大学の教職員や学生による学術雑誌論文，学位論文，研究紀要，研究報告等の学術情報
	日本赤十字看護大学所蔵史料データベース	日本赤十字看護大学に保存されている赤十字看護婦・人等の養成に関する歴史的資料のデータベース
海外文献検索	CINAHL with Full Text	看護・健康に関する文献（雑誌論文，書籍，学位論文，会議録等）を収録したデータベース
	PubMed	アメリカ国立医学図書館内の国立生物工学情報センター（NCBI）が運営する医学・生物学分野の学術文献検索サービス

（2014年12月3日現在）

Web」看護文献データベース（日本看護協会図書館編）および「JDream Ⅲ」科学技術文献検索システム（株式会社ジー・サーチ）を，無料で利用することができます．

　また，あなたがどこかの学会の会員である場合には，その学会が契約しているデータベースを利用できる場合があります．その学会誌の抄録のみを対象としたデータベースの場合もありますが，J-STAGE（科学技術情報発信・流通総合システム）のような電子ジャーナルの無料公開システムにアクセスできる学会もあります．

　国立・公立の図書館にも，文献検索データベースを利用できるところがありますので，足を運んでみるとよいでしょう．検索エンジンのGoogleには「Google Scholar」という学術研究資料用データベースが搭載されており，自宅で簡単に検索することもできます．

●キーワードを指定し，選択する

データベースにアクセスすると，キーワードを指定するように促されます．検索したい文献のキーワード，すなわち鍵になる語を選び，指定されたボックスに入力します．キーワードを選択するプロセスには，「自分のあたまで考える段階」と「シソーラスを使う段階」とがあります．

①自分のあたまで考える段階

まずは自分なりにキーワードは何かを考え，入力してみます．あなたが「入退院を繰り返すアルコール性肝疾患患者の体験」に関心があると想定しましょう．どんなキーワードが考えられるでしょうか？ 関心ある現象を構成する言葉をばらばらにして，「入退院」「アルコール性肝疾患」「アルコール性肝疾患患者」「患者」「体験」といったキーワードを思いつくかもしれません．

②シソーラスを使う段階

キーワードとなる言葉を思い浮かべたら，すぐにその言葉を入力するのではなく，検索する二次資料のシソーラスを確認したうえで入力するとよいでしょう．

シソーラス用語で検索すると，同義語や同意語を含めて検索してくれ，検索漏れを少なくすることができます．これは，あいまい性が高いといわれる日本語を母国語とする私たちにとって，とくに重要なことです．たとえば，「ナース」という言葉についても，「看護師」「看護者」「看護職」などさまざまな語が使われています．

シソーラスは辞書のように紙媒体になっているものもありますが，電子シソーラス機能がついたものがあります．搭載されているシソーラス（例：ナース）で検索を行えば，著者によってさまざまに表現されている同義語（例：看護師，看護者，看護職など）もすべて検索してくれます．

データベースによっては，自分の思いつくキーワードを入力すると，自動的にいちばん適切なシソーラス用語に変換して検索してくれる機能もあります．これを自動マッピング機能といいます．

> 関心ある現象に関連するだろうとあなたが考える研究課題，たとえば「セルフケア能力」「対処パターン」「患者体験」「闘病体験」などの概念も，キーワードになるかもしれません．

> シソーラスとは，言葉を同義性や類似性，包含関係などによって分類した統制用語集です．

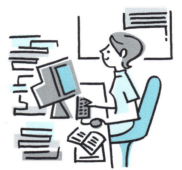

●キーワードを入力する

初めは1，2語を入力し，検索結果が多い場合には次のキーワードを追加してしぼり込んでいくとよいでしょう．同時に多くのキーワードを入力すると，そのなかの1つについての検索結果が0件（まったくヒットしない状態）の場合，すべての結果が0件となってしまいます．すこしずつキーワードを加えていけば，たとえ0件になってしまっても，それ以前の検索結果に戻れますし，また別のキーワードを入力したほうがよいかどうかを，そのときに検討できます．

●キーワードを掛け合わせる

データベースの検索で，複数のキーワードを組み合わせるには，AND，OR，NOT機能を使います（**図2-4**）．AND機能を使い，キーワードA（例：アルコール性疾患患者）とキーワードB（体験）を「A and B」と掛け合わせると，AとBの両方を同時に含むもの（「アルコール性疾患患者」の「体験」）を検索します．OR機能を使い，「A or B」と掛け合わせると，AかBのどちらかを含むもの（「アルコール性疾患患者」か「体験」）を検索します．NOT機能を使い，「A not B」と掛け合わせると，AのうちBを含まないもの（「アル

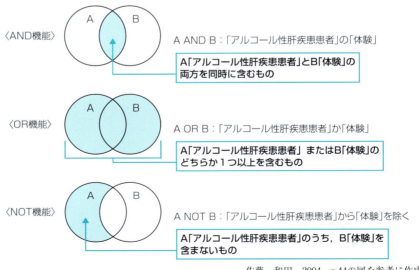

佐藤，和田，2004，p.44の図を参考に作成

図2-4　キーワードの掛け合わせにおけるAND，OR，NOT機能

コール性疾患患者」から「体験」を除く）を検索します．

●検索対象年を指定する

　キーワードを指定したあとは，しぼり込み検索機能を使って，より細かい条件を指定していきます．その1つに検索対象年の指定があります．対象年の幅や区切り方はデータベースによって異なりますが，しぼり込みの方法としては，次の2つの方法があります．

①まず狭く設定してみて，徐々に広げていく方法

　あなたのキーワードが，すでに広く研究されていることが予想できる概念だったり，注目度の高いホットな概念であったりする場合には，おそらく多くの文献がヒットすることでしょう．その場合は，まずは過去1年または3年の幅で検索してみてください．おおよその見当がつくことでしょう．

　思いのほか件数が少なかった場合には，5年，10年と徐々に幅を広げていきます．

②まず幅広く設定してみて，徐々にしぼっていく方法

　あなたのキーワードが，まだそれほど知られていなかったり，あまり注目されていなかったり，時代性が反映されにくく普遍的と思われる概念だったりする場合には，おそらくヒットする文献数はあまり多くないでしょう．その場合は，検索対象年を15年，20年と幅広く設定することから始め，10年，5年と徐々に幅を狭めていきます．

●リストされた文献の要旨（抄録，アブストラクト）を読み，入手の必要性を考える

　しぼり込み設定をして検索をしたら，あとは条件にかなう文献がリストされます．それら1編1編のタイトルを読んで，自分の研究との関連性を吟味してください．なかには要旨（抄録やアブストラクトと表示されているものもあります）が一緒に表示される文献もありますので，それらもていねいに読み，入手して全文を読む必要があるかどうかを考えましょう．自分の研究との関連がある文献は，チェックボックスにチェックを入れて，データを自分の記憶媒体（ハードディスクやローカルディスク）に保存しておきます．

　入手したい文献が，あなたの所属機関の図書館などにある場合には，それをコピーして活用します．蔵書がない場合には，その文献が保管されている

別の図書館に行ってコピーをしたり，あなたの所属機関に司書さんがいるならば司書さんに取り寄せてもらうとよいでしょう．

最近では，インターネット上で直接購入できる文献があるので，そのようなしくみを活用するのもよいでしょう．データベースによっては，無料で全文をダウンロードして読むことができる場合があります．

●検索履歴（検索結果の記録）を保存・印刷しておく

いつ検索したか，どんなキーワードをどのように掛け合わせ，対象年をどのように設定して検索したか，その結果，どんな文献が何件ヒットしたかという事実は，すべて重要な情報です．これらの情報を保存しておけば，あなたの研究の論拠として活用できますし，また，別の時期に同じキーワードや掛け合わせ方，対象年の設定で再検索する際にたいへん役に立ちます．結果の記録を意味する履歴は，毎回記憶媒体に保存し，印刷しておくことをお勧めします．

●文献を整理する

集めた文献を整理することも，文献検索の一部と考えてよいと思います．なぜなら，きちんと整理された文献は，文献の中身を検討する段階で見やすく，引きやすく，使いやすいからです．

文献を読んで，最低限押さえるべき情報は，著者名，論文タイトル（研究テーマ），出典，論文の種類，キーワード，論文の概要（研究目的，研究方法，結果，考察），検索日／データベース／検索キーワードです．必要に応じて，自分の研究テーマとの関連について考えたことを記入します．

一般には，市販されている「文献カード」の利用が推奨されています．やや厚手の紙に，1文献・1シートを使って，文献に関する情報を書きためていきます．しかし，このカードのサイズは私には小さく，また，手書きではなくパソコンを使って入力したいため，あまり活用していません．大学院の院生さんが作成してきたA3サイズのフォーマットが気に入り，いまではこの「文献レビューシート」（図2-5）をみなさんにお勧めしています．最近では，使い勝手のよい文献管理用のソフトが販売されているので，それらを活用するのもよいでしょう．

5 文献検索と文献検討がめざすもの

【文献レビューシート】

著者名	論文タイトル（研究テーマ）	出典	論文の種類	キーワード	論文の概要（研究目的，研究方法，結果，考察）	検索日/データベース/検索キーワード	自分の研究テーマとの関連性

図2-5　文献レビューシート（文献整理用紙）の一例

文献検討の方法

●文献検討の視点

　こうして文献を検索したら，いよいよ入手した文献を読み込み，批判的に吟味します．前述したように，入手した文献が信用に足るものなのかどうかを検討するには，クリティーク（批判的な吟味）の視点を踏まえることが大切です．ただ漠然と読んでいたのでは見えてこない研究論文の短所や長所が，クリティークの視点を踏まえることによって明確化してくるからです．

　あなたの手にした文献が，信用に足ると判断された場合，次にあなたが行うことは，自分の研究の足場としてどのように活用できるか？　という観点で吟味することです．過去に同じような研究がなされている場合，あなたが関心をいだいている現象や出来事について，これまで研究によってどのようなことがどの程度明らかになっているでしょうか？　具体的にどのような対象や方法が用いられているでしょうか？　明らかになっていないのは，どのようなことでしょうか？　明らかになっていない理由は何でしょうか？

　逆に，過去に同じような研究がされていない場合，研究がなされない理由は何でしょうか？　とくに，その研究テーマに関する倫理的問題に注目して

Step 2　研究テーマをしぼり込むステップ

37

みてください．研究したくても研究できない事情というものが過去にあったのでしょうか？

このようにして文献を読んだとき，あなたの研究で取り組むべき課題や方法，研究にあたって注意するべき点などがはっきりと見えてくることでしょう．

●すぐれた文献検討にみられる3つの特徴

文献検討した結果の書き方のフォーマットやひな型というものがあれば，それに当てはめて書けばよいのでしょうが，残念ながら，そのようなフォーマットやひな型は存在しません．しかし，すぐれた文献検討の記述には，共通してみられる3つの特徴がありますから，これらの特徴を意識して書くことがポイントです．

①文献検討の章の冒頭と最後に，文献検討の概観が示されている

1つ目は，文献検討の章の冒頭と最後に，文献検討の概観が示されていることです．冒頭部分には，その研究においてどんな目的で文献検討を行ったのか，文献検索にはどんなデータベースを使い，どんなキーワードを用いたのか，主にどんな学問分野の，どんな概念についての文献を検討したのか，文献検討の章では，どんなことを論じていくのか，といった概観が書かれます．こうした説明があることによって，文献検索と文献検討の範囲や視点が明確になります．

また，文献検討の章の最後には，文献検討した結果どんな知見が明らかになったのか，本研究で取り組むべき課題や方法，注意するべき点はどのようなことなのか，といったまとめを書きます．こうしたまとめが示されることによって，研究テーマに関連する知識の蓄積状況が明らかになり，その研究を行う意義が明確になるでしょう．

②引用文献は幅広い分野の，テーマと関連があるものを用いている

2つ目は，引用文献の適切性です．先に，文献検索の方法をお話ししましたが，私たちが注意しなければならないのは，保健医療分野の研究論文ばかり検索・検討してしまいがちであるという点です．

もちろん看護学の研究ですから，保健医療分野の先行研究をていねいにひもとき，その研究が残した成果を正しく理解して，その後の研究に活かしていくことは重要です．それと同時に，看護学が対象とする人は，患者である前に1人の人間だということも，忘れてはなりません．看護学の研究には，

人間を理解するための基礎としての教養が欠けてはならないのです．
　人間を理解するための学問は，あげればきりがありません．医学，生物学，生化学，薬学，栄養学などのいわゆる自然科学の学問領域に加え，心理学，教育学，社会学，言語学，哲学，倫理学，文学，芸術学，建築学，法学，経済学，政治学などの諸学問領域も人間の理解に大きく寄与します．
　これらすべてを網羅することは無理としても，自分が取り組む研究テーマとかかわり合いがある学問分野を厳選し，その分野の文献を検討することがとても重要です．

③事実の列挙ではなく，読み物として楽しめるような，意味をもったストーリーとなっている

　3つ目はストーリー性があることです．ストーリー性があるといっても，根も葉もない架空の話ではありません．あくまで，文献検討した結果を根拠にしながらも，単にそれらを列挙するのではなく，研究者としての視点によってまとめ上げられた，意味のある読み物となっていることがポイントです．
　研究テーマと関連するさまざまな知見が組み合わさって，1つの文脈がかたちづくられているので，読み手は，その内容にぐいぐいと引きつけられて，知らず知らずのうちに研究の背景が明確に理解でき，その研究を行う価値があることを納得するのです．
　このようなすぐれた文献検討は，すぐに書けなくても落ち込むことはありません．実際，書き方のノウハウがあるわけでないので，すぐに書けるものではないのです．必要なのは，すぐれた文献検討が書かれた研究論文をできるだけたくさん，繰り返し読み，そのすばらしさを肌で感じ，「どうしたらこんなふうに書けるんだろう」と考えてみることです．そして，「もう○編も読んだから十分」といった根拠のない安心をしないで，自分の研究課題に関連する文献を貪欲に調べ上げることです．

Point!

すぐれた文献検討の特徴

①文献検討の章の冒頭と最後に，文献検討の概観が示されている
②引用文献は幅広い分野の，テーマと関連があるものを用いている
③事実の列挙ではなく，読み物として楽しめるような，意味をもったストーリーとなっている

Step 3

研究方法を考えるステップ

Step3 ● 研究方法を考えるステップ

1 〈研究期間〉を決めよう

「研究テーマをしぼり込むステップ」から「研究方法を考えるステップ」へ

　Step 2 では，「研究テーマをしぼり込むステップ」についてお話ししてきました．研究上の関心への気づき→研究課題の確認→研究問題の明確化→研究目的の設定，という段階を踏んで，研究テーマがていねいにしぼり込まれていくステップでしたね．この「研究テーマをしぼり込むステップ」を踏むことによって，研究をとおして，何をどのような観点から明らかにしたいかということがはっきりしてきます．ですから，この段階は研究のプロセス全体からみると非常に大切です．こうした重要なステップを登りつめ，研究目的をはっきりと言葉にできたなら，次は「研究方法を考えるステップ」に入ります．このステップは，図3-1に示したような段階から成り立っています．

①〈研究期間〉を決めよう　　　②〈研究参加者〉を決めよう
③〈データ収集方法〉を決めよう　④〈データ分析方法〉を決めよう
⑤〈倫理的配慮の方法〉を決めよう

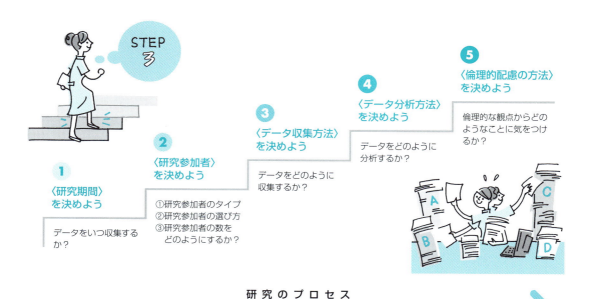

図3-1　研究方法を考えるステップ

「研究方法を考えるステップ」は，「研究テーマをしぼり込むステップ」よりも具体的で実践的なので，考える作業は，あまり苦痛ではないかもしれません．苦痛どころか，"誰に，いつ，どんなふうにインタビューさせてもらおうかなぁ！"と思いをめぐらせていると楽しい気分になってくるものです．ぜひ，その高揚した気分を味わってください！　でもそのときに，よりよい研究方法を選ぶために，心にとどめておくとよいことがあります．「研究方法を考えるステップ」の5つの段階に沿って，順にお話ししていきます．

〈研究期間〉の決定

●データ収集の期間を明記する

　研究期間というと，ふつうは研究の計画から終了までの期間を意味すると考えるでしょう．しかし，研究論文中で用いられる研究期間という言葉は，一般には「データを収集する期間」を意味します．

　研究期間を明記していない論文をときおり目にすることがあります．これは，決して望ましいことではありません．研究期間とは，研究で使用されたデータがいつ得られたデータなのかを示すものです．データを収集した時期が異なれば，違ったデータが得られたことでしょう．研究をとおして明らかにしたい事柄が，時間の影響を受けやすい事柄であればあるほど，いつそのデータを収集したのかという情報がより重要です．

●どのようにして研究期間を設定するか

　研究期間は，なんらかの制約によって，あらかじめ定まってしまうこともあります．たとえば，いわゆる「看護研究の係」となり，その年度の最後に研究発表会をしなければならない場合は，その発表会の時期から逆算して，データ収集の期間を設定せざるをえないでしょう．あるいは，何の制約も受けずに，自分の研究テーマについて探究するにふさわしい時期を研究期間として設定する場合もあるかもしれません．

　いずれにしても，行きあたりばったりでデータ収集を始め，終わらせてしまうよりも，研究を計画する段階で，前もっていつからいつまでの期間にデータを収集するかを検討しておき，実行することが望ましいでしょう．

Step3 研究方法を考えるステップ

2 〈研究参加者〉を決めよう

次は,「どのような人や物からデータを得るか」を決定する段階です（p.42 図3-1の②）．質的研究では言葉で表されるものがデータとなります（くわしくはStep1のpp.4-8を参照してください）．"誰か"が語ってくれた言葉を書き起こした逐語録や,"誰か"のふるまいを観察し,それを言葉に書き表したフィールドノーツ（field notes）などは,質的研究のデータとして扱われます．

このように,データの生みの親となる"誰か"が,いわゆる研究参加者です．

研究参加者のタイプ

研究参加者のタイプは,研究目的に応じて決まります．患者さんやご家族の認識・行動のパターンや意味を明らかにしたいのであれば,研究参加者は「患者」や「家族」になるでしょう．ナースの認識・行動のパターンや意味を明らかにしたいのであれば,研究参加者は「ナース」になります．

研究目的に応じて,研究参加者のタイプはさらに限定されます．「患者」といっても,「1型糖尿病をもつ思春期の男女」かもしれませんし,「双胎妊娠中の女性」かもしれません．「ナース」といっても,「緩和ケア病棟で働く5年目以上のナース」かもしれませんし,「クリニックに勤務する50歳代のナース」かもしれません．

ちなみに,質的研究のデータの生みの親は,"人"とはかぎりません．"物"である場合もあるのです．たとえば,ある地域の民間療法の歴史を明らかにしたいとき,民間療法に関する文献やその地域の史料に記された言葉は,データとして有効に活用できるかもしれません．この場合,「文献」や「史料」が研究対象となります．

研究参加者の選び方

研究参加者のタイプが決まったら,次に,そのような人や物をどのように選び出してくるかということを考えます．質的研究に用いられる,3つの一般的な研究参加者選出法をご紹介しましょう（**図3-2**）．

2 〈研究参加者〉を決めよう

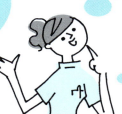

図3-2　研究参加者の選び方

●便宜的標本抽出法

　研究目的に関する情報を豊かに提供してくれそうな研究参加者を意図的に選び出す方法です．一般に，研究目的にピタリと合致していて，問題点をクリアに指摘できそうな人は情報豊富とみなされ，研究参加者として選出されることが多いです．この方法は，研究者が意図的に対象（標本）の選択を行うことから，便宜的標本抽出法（コンビニエンス・サンプリング）とよばれます．

　量的研究では，意図的に対象を選択すると，研究者にとって都合のよい結果が得られやすく，結果の信頼性・妥当性が確保できないので，便宜的標本抽出法はあまり好まれません．しかし，質的研究では，この便宜的標本抽出法は，追究したい出来事の徹底的な理解を得るための最もよい方法（Burns & Grove，2005／2007，p.387）とされ，積極的に使われています．

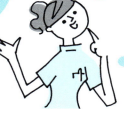
Burns N & Grove SK（2005）／黒田裕子，中木高夫，小田正枝，逸見功監訳（2007）．バーンズ＆グローブ看護研究入門——実施・評価・活用．東京：エルゼビア・ジャパン．

●ネットワーク標本抽出法

　"社会的なネットワークを組む人々には共通の特性をもつ傾向がある"という事実を利用し，研究参加者を次々と見つけていく方法です．いわば，「友だちの友だちは，みな友だちだ」作戦です．

　小さな雪玉をゴロゴロと転がすうちに，いつのまにか大きな雪だるま（ス

ノーボール）ができあがるように，少数の人のもつネットワークを手がかりにして多くの人を選び出すことから，この方法は「雪だるま式標本抽出法」（スノーボール・サンプリング）ともよばれています．

　研究参加者の条件に合う人を見つけることが困難だったり，おおやけに研究参加者を募ることは倫理的に問題があるような場合（たとえばアルコール依存症患者，子ども虐待者，性犯罪者，麻薬常用者など社会的に価値を減された母集団に対して研究協力を依頼すること）に，ネットワーク標本抽出法が役立ちます（Burns & Grove, p.387）．

　この方法は，研究されている出来事に関して欠けてはならない大切な情報や，すぐれた洞察を提供できる人を特定するための効果的な方略（Patton, 2002, p.237）であり，質的研究では一般的に使われています．

Patton MQ (2002). Qualitative research & evaluation methods (3rd ed).Thousand Oaks,CA : Sage.

● 理論的サンプリング

　これは，いますでに得られているデータを分析した結果の妥当性を確かめたい，あるいは現在の分析結果を超える新たな観点がほしいというようなとき，うってつけと考えられる人や状況を選んでいく方法です．

　たとえば，あなたはいま，透析治療を受ける患者Aさんから，自らの死生観についてお話を聞いたとしましょう．Aさんのお話はとても興味深かったのですが，その内容を逐語録に起こして分析し，カテゴリー化してみると，"Aさんよりも治療歴の長い人はどのような死生観をもっているんだろう？"とか，"Aさんとは違った家族背景をもつ人はどのような死生観をもっているんだろう？"とか，いろいろな疑問がわいてきました．そこであなたは，Aさんよりも治療歴の長いBさん，Aさんとは違う家族背景をもつCさんを，新たに研究参加者に加えることにしました．

　このように，分析が進み，カテゴリーが見えてきたとき，そのカテゴリーをさらに明らかにするという目的をもって次の研究参加者を選定する方法，このような方法を「理論的サンプリング」とよぶのです（戈木, 2008, p.138）．

戈木クレイグヒル滋子編（2008）．質的研究方法ゼミナール増補版──グラウンデッドセオリー・アプローチを学ぶ．東京：医学書院．

　この方法は，さまざまな状況における多様な条件を満たす人々を，研究参加者として選び出すことができるため，とても魅力的な方法です．ですが，この方法を用いる前提として，それまでに得られているデータが分析され，カテゴリーとして整理されて，カテゴリーとカテゴリーのあいだの関係性が，頭のなかで比較検討されていることが必要です（戈木, pp.130-133）．

このような比較検討は「理論的比較」とよばれ，理論的サンプリングを行う際の要件となります．複雑な手続きで，なんだか面倒な気がするかもしれません．しかし，理論的比較をしておかなければ，やみくもに研究参加者を集めてしまい，膨大なデータをどう分析していいのか，わからなくなってしまうでしょう．

研究参加者の数

　ところで，研究参加者は，どのくらいの数が必要なのでしょうか．量的研究の場合，変数と変数の関連を特定したりグループの違いを決定したりするために，十分な数の標本数が必要です．しかしながら，質的研究では，個人や状況から得られた情報の質に焦点があてられるため，必ずしも数の多さだけが求められるわけではありません．

　質的研究の標本数について考える際に重視されるのは，「データの飽和」です．一般に，もうこれ以上含むことができない限度一杯にまでになった状態を「飽和」とよびますね．「データの飽和」も，これとほぼ同じ意味で使われます．つまり，新たなデータが得られたとしても，すでに同じようなデータが得られており，分析済みであるような状態のことをいいます．追加したデータが，それまで得られたデータの繰り返しで，新しい情報を提供することがないときには，データの飽和が起こっていると考えられます（Burns & Grove, p.393）．

　データの飽和が達成されるとき，質的研究における研究参加者の数は適切であると判断されます．逆に，集められるデータがそのつど新しい情報を提供して，カテゴリーの組み替えを必要とするようなときには，研究参加者の数が少なすぎる場合があります．研究参加者の数が不十分な場合，研究結果の質や信憑性に疑問の余地が生まれます．

　研究参加者の数を決定する際に検討するべき項目として以下の4つがあります（Burns & Grove, pp.393-395）．

①研究の範囲　　　　　②主題の複雑さ
③データの質　　　　　④研究デザイン

●研究の範囲

　もし研究の範囲が広いなら，広範な研究参加者が必要となります．たとえば，女性のライフサイクル全般に焦点をあてる研究は，更年期の女性のみに焦点をあてる研究よりも範囲が広く，さまざまな年齢層の女性に研究参加者になっていただく必要があるでしょう．

●主題の複雑さ

　また，研究の主題が複雑な研究は，そうでない研究よりも，多くの研究参加者を必要とします．たとえば，AID（非配偶者間人工授精）で生まれた人が親になるという体験について明らかにしようとする研究は，おそらく複雑な主題を取り扱うと考えられます．このような研究に不可欠なデータを集めようとするなら，研究参加者の人数やインタビューの時間を増やさなければならないでしょう．

> AID：Artificial Insemination with Donor semen，非配偶者間人工授精．あらゆる治療を行ったにもかかわらず妊娠が成立せず，無精子症と診断された夫婦がそれでもどうしても子どもがほしいというときに行われる．

●データの質

　さらに，データの質が高ければ高いほど，必要となる研究参加者は，より少なくなります．はっきりものが言えて，博識で，話し好きな人は，一般に，広く深いデータをより多く提供してくれるので，研究参加者の数の少なさをカバーしてくれるでしょう．

●研究デザイン

　インタビューが多く設計されている研究でも，必要となる研究参加者が少なくなります．研究参加者1人当たりのインタビューの回数が多い，あるいは時間が長い場合，集められたデータの質はより高くなります．

Step3 ● 研究方法を考えるステップ

3 〈データ収集方法〉を決めよう

質的研究におけるデータ収集

研究期間と研究参加者の決め方についてお話ししてきました．研究期間とは，実際にデータを収集する期間のことをさし，研究参加者とはデータを与えてくれる人や物のことをさします．研究参加者のなかから，どのようなデータをどのように収集するか，それを決めていくのが，〈データ収集方法〉を決める段階です（p.42 図3-1の③）．

質的研究のデータ収集方法には，大まかにいって，インタビュー法，観察法，文書や映像などを集める方法，の3つがあります．これらの方法は単独で行うこともあれば，組み合わせて行うこともあります．

では，まずはじめにインタビュー法についてみてみましょう．

方法1 インタビュー法

質的研究におけるインタビューとは

●意味づけを理解する

テレビを見ていると，「街行く人々に〇〇政権についてどう考えるかインタビューしてみましょう」「話題のスターに真相をインタビューしました！」などという言葉を耳にします．「インタビューする」という言葉は，おおよそ「話を聞く」といった意味合いで，私たちの日常にすっかり定着しているようです．

質的研究で行うインタビューも，この「話を聞く」という意味からそう遠くありません．研究参加者から「話を聞く」ことをとおして，その人が感じたこと，考えたこと，思ったこと，知覚したことを知り，その人自身が行っている意味づけを理解することが，質的研究におけるインタビューの目的です．

●どのような「聞き方」が望ましいか

重要となるのは，その話の「聞き方」です．「話を聞く」といっても，聞い

ているようで聞いていない，心ここにあらず，といった聞き方ではかえって逆効果です．では，どのような「聞き方」が望ましいのでしょうか？

視点を変えて考えてみましょう．私たちはどのようなときに「気持ちよく話せた」と感じるでしょうか？　自分の話に関心を寄せてくれる聞き手に，自分が話したかったことを十分に聞いてもらえたとき，「気持ちよく話せたなぁ」と感じるのではないでしょうか．

自分の話に関心を寄せているかどうかは，聞き手の生き生きとした表情やうなずくしぐさから，あるいは，ときおり言葉を繰り返したり言い換えたりして，自分が言いたいことを上手に引き出してくれることなどからも，感じることができますね．

質的研究におけるインタビューでも，これとまったく同じことがいえます．研究者は，研究参加者が「気持ちよく話ができた」と感じることができるようにインタビューすることが大切です．

●「すぐれた聞き役」になる

すぐれたインタビューとは「よい会話」のようなものであり，すぐれたインタビュアー（インタビューする人）は「すぐれた聞き役」といわれるのは，そのためです（Rice & Ezzy，1999／2007，p.51，p.55）．

Rice PL & Ezzy D（1999）／木原雅子，木原正博監訳（2007）．ヘルスリサーチのための質的研究方法──その理論と方法．東京：三煌社．

研究参加者のなかには，「インタビューを受けてよかった」とはっきりと言ってくれる人がいます．インタビューを受けることによって自分の経験の一側面について理解が深まり，受け入れることができるようになった，自分の気持ちを話すことで自分がこれから何をすべきかが見えてきた，などと打

Point!
どのようなときに「気持ちよく話せた」と感じる？

- 関心を寄せてくれる聞き手に，自分が話したかったことを十分に聞いてもらえたとき
- 聞き手が生き生きとした表情で話を聞いてくれたとき
- ときおり言葉を繰り返したり言い換えたりして，自分が言いたいことを上手に引き出してくれたとき

⬇

こんな「聞き手」になることがインタビューを成功させるカギ！

ち明けてくれる人もいます．

　このように，質的研究におけるインタビューとは，単に知りたい情報を集めてくるだけの場ではありません．「すぐれた聞き役」である研究者に触発されて，研究参加者が自分の内面を見つめる場でもあるのです．

●データは「生成されるもの」

　そういう意味では，質的研究におけるデータは，研究参加者から一方的に「与えられるもの」ではなく，研究参加者と研究者とのかかわりによって「構成されるもの」であり，研究参加者から「収集されるもの」ではなく研究参加者と研究者によって「生成されるもの」だといえます．

　そのため，質的研究者のなかには「データ収集方法」（データ・コレクション）という言葉づかいを避けて，「データ生成方法」（データ・ジェネレイション）という言葉を用いる人がいるのです（McLeod, 2000／2007, pp.177-178：Sandelowski, 2008など）☞．

McLeod J (2000)／下山晴彦監 (2007)．臨床実践のための質的研究入門．東京：金剛出版．

Sandelowski M (2008). Qualitative Analysis1. The University of North Carolina School of Nursing Continuing Education Program. 講義資料．

インタビューのタイプ

　インタビューは，インタビューされる人（研究参加者）とインタビューする人（研究者）との対話によって成り立ちます．対話を方向づける質問のしかたによって，インタビューは以下の3タイプに分けられます．

　　①構造化インタビュー
　　②半構造化インタビュー
　　③非構造化インタビュー

　あなたの研究目的や面接経験に即して，最も適するものを選んでください．

●構造化インタビュー

　構造化インタビューは，質問項目を並べた「質問票」に基づいて，決まった順番で質問していくかたちのインタビューです．質問票の例を**図3-3**に示します．通常，回答のしかたにもあらかじめ選択肢が設定されています．たとえば，「あなたの睡眠状態は？」という質問をして，「a.とてもよい」「b.よ

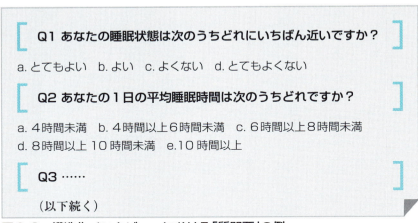

図3-3　構造化インタビューにおける「質問票」の例

い」「c. よくない」「d. とてもよくない」などのなかから研究参加者に答えてもらうようなやり方です．

　お察しのとおり，このタイプのインタビューは，○×式で答える質問紙によく似ているので，わざわざ対面する意味がないと感じるかもしれません．実際，前もって質問項目や回答項目を準備して行うインタビューは，研究参加者の反応を初めから方向づけてしまうので，質的研究には適切ではありません（Holloway & Wheeler, 2002/2006, p.82）☞．

　一方で，構造化インタビューは，質問や回答のしかたが決まっているので，①面接時間が節約できる，②研究者の面接経験や研究参加者の表現力などの違いが回答に影響しにくい，③データの分析がしやすい，などのメリットがあります．また，④質問票調査が適さない人（文字を読むことに障害をもつ人など）に質問できることも利点です．

●半構造化インタビュー

　質問項目を大まかに記述した「インタビューガイド」に基づいて研究者が質問を投げかけ，研究参加者がそれについて自由に答えるかたちのインタビューです．半構造化インタビューにおけるインタビューガイドの例を**図3-4**に示します．インタビューガイドは，構造化インタビューで用いる質問票のように厳格なものではなく，質問の深さも順序も，研究参加者の語りやその場の雰囲気に応じて自由に変更できます．

☞ Holloway I & Wheeler S (2002) / 野口美和子監訳 (2006). ナースのための質的研究入門. 第2版, 東京：医学書院.

3 〈データ収集方法〉を決めよう

[初めて禁煙外来を受診したときのことについて話してください]

- 受診するに至った過程を話してください
- あなたの受けている治療について話してください
- 医師や看護師はどんなふうに対応しましたか．どう思いましたか
- 受診後，何が起こりましたか
- あなたのご家族の反応は，どんな風でしたか
- あなたの生活に変化は起きましたか．どのような変化ですか

> 研究参加者の言語能力と理解に応じて，質問のしかたを変えてください．たとえば，「初めて禁煙外来に行ったとき，どんなことがありましたか」など

図3-4　半構造化インタビューにおける「インタビューガイド」の例

インタビューガイドがあると，自由に話ができなくなるのではないかと心配する人がいるかもしれませんが，そんなことはありません．このようなガイドがあると，研究者は安心して対話に集中することができます（McCraken, 1988, p.25）☞．さらに，新しい情報が出てくればそれを追いかけてよいですし，適当と思えるならば，それも話題に加えてしまってかまわないのです（Rice & Ezzy, 1999/2007, p.59）☞．

このタイプのインタビューは，構造化インタビューよりも柔軟性があるので，以下にあげる多くの利点があります．そのため，質的研究では非常によく用いられます．

① 研究参加者の自由な発想や発言を促しやすい
② 研究者がインタビュー中に追究すべき論点を見出し，質問を発展させることができる
③ インタビューガイドを有効に活用することで，研究目的に即したデータを収集しやすい

一方で，研究者の面接経験が不十分だったり，研究参加者が緊張していたり，語ることに不慣れだったりすると，十分なデータが得られない場合があります．いろいろな場合を想定して，質問のしかたにバリエーションをもてるよう準備しておくとよいでしょう．

●非構造化インタビュー

1つ2つの事柄について焦点を絞って，しかも詳細に語りを引き出すイン

☞ McCraken G (1988). The long interview. Newbury Park : Sage.

☞ Rice PL & Ezzy D (1999) / 木原雅子，木原正博監訳 (2007). ヘルスリサーチのための質的研究方法—その理論と方法. 東京：三煌社.

> 経験の例を研究参加者に尋ねることはしません．しかし，予測できる話の概要をあらかじめリストアップしておくと，研究参加者の話を頭の中で整理するのに役立ちます

[がんと診断されたとき，どのような経験をしましたか．どのようなことでも，どんな順序でもいいので，自由に話してください]

経験の例
- 告知された場所や時間，そのときの気持ち，しばらくしてからの気持ち，生活上の変化，家族や友人との相互作用，仕事上の変化，治療に向かう思い，など

図3-5 非構造化インタビューにおける「手持ちのメモ」の例

タビューです．非構造化インタビューの手持ちのメモの例を図3-5に示します．研究参加者が初めに何を話すかによって，その後の質問が決まってきます．

研究者が最初に投げかける質問と例を書いた「手持ちのメモ」を用いることが多いです．しかし，インタビューの冒頭部分を除いては，前もって準備していた質問を投げかけることはしません（Holloway & Wheeler, p.80）．

このタイプのインタビューは，研究参加者が語りたいことを語りたい順序で話すことができるので，非常に深く，詳細なデータを得ることができるメリットがあります．しかしその分，「無用なデータ」（その研究には取り立てて役に立たないデータ）の割合が最も高く，研究者の面接経験が不十分な場合には，とくにその割合が高くなるといわれています（Holloway & Wheeler, pp.80-81）．

インタビューの実施

では，実際にインタビューをする際にはどのような手続きが必要でしょうか．以下に，半構造化インタビューと非構造化インタビューに関連する手続きをお話しします．

●インタビューガイドを作成する

インタビューガイドは，1ページ以内におさめるのが理想的です．インタビューの最中にページをめくるのは，どんなに丁重な態度で行ったとしても，

とても興ざめな行為です(Rice & Ezzy, p.59). 1ページであればページをめくる行為を防ぐことができます．

また，インタビューガイドはメモ用紙としても活用できます．インタビューで気づいた大切な点やわいてきた疑問を書きとめておくと，あとから忘れずに質問することができ，便利です(Rice & Ezzy, p.59).

● プローブ(探査質問)を上手に使う

プローブというと一般に，超音波エコーで患者さんの身体に触れる部分や，創傷部位を確認するために患者さんの身体に挿入する探針などをイメージするでしょう．インタビューで使うプローブとは，研究参加者がまだ明確に述べていないことを言葉にすることができるように行う探査的な質問や促しのことです．「中身の見えないものを見えやすくする手段」という意味では，臨床で使うプローブによく似ていますね．

プローブには，①詳述，②続行，③明確化，④相づち，⑤完結，⑥確証という6つのタイプがあります(表3-1)．これらを上手に使うことにより，研究参加者の話の内容に対する研究者の理解を深めることができます．

表3-1　プローブ(探査質問)の種類

	特徴	例
詳述プローブ	より詳しい説明を促す	「もうすこしそれについて話してくれますか？」 「彼女はあなたに何と言ったのですか？」
続行プローブ	研究参加者に話を続けるように促す	「続けてください」 「それから何が起こったのですか？」
明確化プローブ	意味のあいまいさや混乱を明確にする	「いまおっしゃったことの意味がもうひとつわからないのですが」 「つまり，あなたはそのことを知りたくなかったということですか？」
相づちプローブ	研究者が研究参加者の話に関心をもっていることを示す	「それはほんとうに興味深いですね」 「なるほど」
完結プローブ	話を最後まで語りきってもらうのを促す	「さっき，彼と話したって言ってましたよね？　そのあとどうなりました？」 「それにはわけがあるということですか？」
確証プローブ	研究参加者が自分の考えにどれだけ確信をもっているかを探る	「それがその順番に起こったというのは確かですか？」 「それについての意見が変わる可能性はありますか？」 ＊相手を問いただすような聞き方にならないように注意する

Rice & Ezzy (1999/2007, pp.61-62)をもとに筆者が作成

ただし，質的研究のインタビューでは一般に，研究参加者が語りたいことを知ることが重視されるので，研究参加者が語らないことをむやみに追及しないことも大切です (Rice & Ezzy, p61)．

●インタビューを記録する

　記録する方法には，①インタビュー中に紙に書く，②インタビュー後に紙に書く，③インタビュー中に録音する，などがあります．①では面接の流れを妨げてしまうことがあり，②では細やかな部分が抜け落ちやすくなるというデメリットがあります．そのため，研究参加者に了解を得られれば，③の方法が最もよいでしょう．録音には，テープレコーダー，MDレコーダー，ICレコーダーなどが用いられます．どの機器を用いるにしても使い慣れておき，録音できることをインタビューの前に確認し，実際に録音できているかをインタビュー直後にチェックすることが重要です．

　万が一録音されていなければ，なるべくすぐに会話の内容を思い出してノートに書き出すか，自分の声で録音するようにしましょう．

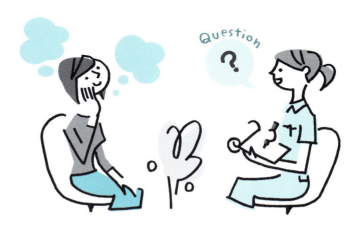

すぐれたインタビューのコツ

すぐれたインタビューを行うためのコツをお話ししておきましょう．研究者には，次に述べる2つの重要な仕事があります（Rice & Ezzy, pp.55-56）．

●話の内容をしっかり聞き取る

第1は，話に出てきた人々の名前，出来事の起こった順序，語られた感情など，相手の話の内容をしっかり聞き取ることです．これらは，その後に行う質問を考えるうえで重要な手がかりとなります．

●プロセス全体を頭に入れておく

第2は，インタビューの内容だけでなく，インタビューのプロセス全体を常に頭に入れておくことです．残り時間はどれくらいか，するべき質問はまだいくつ残っているか，相手が表情やしぐさなどでインタビューに対する不快感や疲労を表していないか，といったことです．

*

上記の2つの仕事を成功させるために，相手の話の腰を折らず，相手に自由に話させ，しかも，自分の質問は覚えておくという練習を積んでおくとよいでしょう．

Point!
すぐれたインタビューのコツとは

- しっかり聞き取る
  話に出てきた人々の名前，出来事の起こった順序，語られた感情，相手の話の内容など
- インタビュープロセスを頭に入れておく
  残り時間はどれくらいか，するべき質問はまだいくつ残っているか，相手が表情やしぐさなどからインタビューに対する不快感や疲労を表していないかを察する

方法2 観察法

質的研究における観察法とは

●古代旅行者の手記がルーツ

　観察法は，3つのデータ収集法のうちで最も歴史が古く，本質的なものだとされています．質的研究における観察法は，もともと人類学と社会学の分野で，データ収集方法の1つとして見出され，磨き上げられたものです．

　さらに古くは，自分が訪れた土地の文化について観察したことを記録する，古代の旅行者の手記にさかのぼるといいます（Holloway & Wheeler, 2002／2006, p.96）．旅行者の手記が研究手法の発端だなんて，なんだか愉快ですね．

　でも実際にこの話は，質的研究における観察法とは何かを考えるうえで，とても大切な意味を含んでいます．

Holloway I & Wheeler S (2002)／野口美和子監訳 (2006)．ナースのための質的研究入門．第2版，東京：医学書院．

●既成概念を崩すための刺激とは

　みなさんは，知らない国を訪れたとき，まずどんなことをするでしょうか．たぶん多くの方が，その国の人たちの言葉やふるまいを見たり聞いたりし，できればその言葉やふるまいを真似てみると思います．そして，その国の人々と話をしたり行動をともにしたりして交流を深め，人々の考え方や価値観を知ろうとするのではないでしょうか．

　「いえいえ，そんな難しいことじゃありません．ただ刺激を求めて旅に出るんです」

　そうおっしゃる方もいると思います．でも，その「刺激」というものが，たとえばマンネリ化した毎日の生活に変化をもたらしたり，こり固まった既成概念を崩して新しい見方をしたりするために必要な「刺激」だとしたら，どうでしょう．

　その人は，「ただ刺激を求めて」と言いつつも，実際には，自分自身の生活や価値観を吟味するために，自分のそれとはまったく異なると思われる国

や異国の人々と交流し，人間の多様性や文化の意味を学んでいるのではないでしょうか．

●文化や日常生活の意味を理解すること

　このように，人がある環境のなかで過ごしながら，そこの人々の行動や相互作用を観察することによって，その環境に根づく文化や日常生活の意味を理解すること，これは旅行者の多くが行っていることでもあります．また，これから紹介するように，質的研究者が行うことでもあるのです（Girbich, 1999／2003, p.110）☞．

　また，この旅行者のたとえは，質的研究で観察法を用いるときに重要な「内部者（インサイダー）の視点」を考えるうえでも，示唆に富んでいます．知らない国に行ったとき，その国の文化を観察するのはあなたで，観察されるのは異国の人々です．が，それは同時に，あなた自身が異国の人々から「異国の人」として観察されていることも意味しています．

　最初はお互い用心しあって，なかなかうちとけないかもしれませんが，かかわりあううちにそうした距離感は少なくなり，自然な態度でふるまえるようになることが多いでしょう．

●個人や集団での相互行為を理解する

　質的研究でも，これと同じことがいえます．たとえば，あなたが研究参加者から「異国の人」，つまり外部の者（アウトサイダー）と見なされているうちは，研究参加者はなかなか本来の姿を見せてはくれないでしょう．研究参加者があなたに気兼ねせずに，ふだんどおりの言葉を使い，ふるまい，考え

☞
Girbich C（1999）／上田礼子，上田敏，今西康子訳（2003）．保健医療職のための質的研究入門．東京：医学書院．

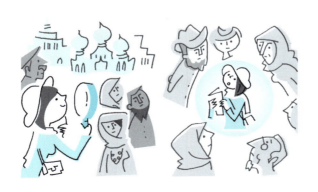

や価値観を示すようになるには，あなたが研究参加者の顔見知りになり，研究参加者の目線で物事を見て，考えられるようになる必要があるのです．

　質的研究における観察法の特徴は，古代の人々の旅行記にその起源があることから推察されるように，文化を構成する人々と意思の疎通をはかって，個々人にとっての意味を解釈し，個人のふるまいや集団での相互行為を理解しようとするところにあるのです（Girbich, p.109）．

　観察する対象に深く関与すればするほど，たとえば異文化の世界に入り，そこで人々と関係をつくればつくっただけ，見えてくるものがあるでしょう（伊藤，2005, pp.68-69）☞．

伊藤哲司（2005）．五感を使って観察する．伊藤哲司，能智正博，田中共子編．動きながら識る――関わりながら考える――心理学における質的研究の実践．pp.65-76, 京都：ナカニシヤ出版．

●「参加観察」や「参与観察」の意義

　そのため，質的研究における観察は，単なる観察ではなく「参加観察」あるいは「参与観察」とよばれることが多いのです．

　このようなことは，実は，ナースの得意とすることではないかと思います．私たちは，いつも患者さんやご家族を観察しています．しかも，ただ単に目に映った場面を切り取るという観察のしかたではなく，患者さんやご家族の気持ちはもちろん，彼らがおかれた状況を理解し，その立場に立って彼らのふるまいの意味を解釈しながら観察していると思います．

　そういう意味で，質的研究における観察法は，看護の延長ともいえるような特徴があり，ナースにとって実践しやすいデータ収集方法ではないかと思います．では，具体的にどのような方法なのか，そのポイントをお話ししていきます．

参加観察の視点

　質的研究において観察法が適しているのは，**①ある場所や状況での人々の言動や行動，日常生活の営み，習慣や慣習，他者との相互作用の様子などを知りたい場合**で，かつ，**②観察によってそうしたデータを得ることが可能な場合**，です．

　私は以前，助産師と妊産婦とがかかわりあう過程で何が起きているかを明らかにするために，たくさんの出産や外来診療の場面に立ち会わせていただ

き，参加観察をしました．研究目的は，助産師による看護のアートの実践を記述することだったので，観察する場所は助産師が働く場（分娩室，助産師外来，母乳外来）であり，観察の対象は助産師と妊産婦のそれぞれの言動や行動と，両者の相互作用の様子でした（谷津，2002）☞．

☞
谷津裕子（2002）．看護のアートにおける表現――熟練助産師のケア実践に基づいて．東京：風間書房．

看護研究では，患者さんの日常生活や病（やまい）の体験など，患者さんに焦点をあてることも多いと思います．その場合，観察する場所は患者さんが生活する場（家庭，職場，医療機関，およびそれらが存在する地域社会）となり，観察の対象は患者さんの言動や行動，および家庭や職場，医療機関での人間関係となるでしょう．

参加観察の視点，つまり参加観察の際に何をどのように見ればよいかについて解説した，さまざまなガイドラインが出ています．その1つを**表3-2**にまとめましたので，参考にしてください．

参加観察のタイプ

●観察者のスタンス

では，あなたが実際にある場所に行って，観察をしはじめたとしましょう．そのとき，おそらく最初に遭遇するのは，自分のスタンス（研究者としての立ち位置）をどこにおくかという問題でしょう．

表3-2　参加観察の視点

「誰が」という視点	●誰がその場に登場し，その活動に参加しているか？ ●彼らの特徴と役割は何か？
「何を」「どのように」という視点	●その場に何が起きているのか？ ●その行動にはどんな行為と規則があるのか？
「どこで」という視点	●その相互作用はどこで行われているか？ ●その人々は，物理的空間でいえばどこに位置してるのか？
「いつ」という視点	●その会話や相互作用はいつ行われたか？ ●どのようなタイミングで行われたか？
「なぜ」という視点	●その場にいる人々はなぜそのやり方で行うのか？ ●なぜその行動にバリエーションがあるのか？（これを知るためにはしばしばインタビューが必要となる）

LeCompte, Preissle & Tesch（1997）の一部を筆者が要約・修正

冒頭に述べたように，質的研究における観察法は，一般に，観察する場に観察者自身が身をおき，そこで知りえた事柄を記述していきます．そのため，観察者（研究者）が研究参加者と距離をおいて接するのか，逆に意識的にかかわりをもとうとするのかによって，知りうる事柄もだいぶ性質が異なってくるのです．

表3-3に示したように，観察には4つのタイプがあり，それぞれに異なる役割や特徴があります．

● **完全な参加者**

「完全な参加者」は，いわゆる"潜入ルポ"といったものを行う人に近く（伊

表3-3　観察のタイプ

完全な参加者 	●研究者は情緒的な面においても身体的な面においても，観察される現象そのもの，または現象の一部となる． ●研究者はその場の一部となっており，ひそかに観察をしながら内部の人としての役割をとる	
観察者としての参加者 	●より「参加者」としての役割に重きをおく．研究者はその場のなかで自分がどのようにふるまうかを検討したうえで，参加観察者として研究する集団の一部となる ●このタイプの観察の利点は，研究者と参加者との関係を築きやすく，その関係を確かなものにしやすいこと．ナースは自分たちが望むとおりにその場所のなかで動き回ることができるので，より詳細で深い観察が可能となる ●ナースが，自分が所属する病棟で観察をする場合はこのタイプにあてはまることが多い	「観察者としての参加者」と「参加者としての観察者」では，研究者には環境内での役割をすばやく切り替える自由がある
参加者としての観察者 	●より「観察者」としての役割に重きをおく．働きながら，というよりも，その場にいることによってのみ参加する ●このタイプの観察の利点は，研究参加者に質問ができ，同僚や研究者として受け入れてもらえるが，戦力の一員として期待されることはないということ ●大学院生などが，研究対象施設で観察をする場合はこのタイプにあてはまることが多い	
完全な観察者 	●研究者は情緒的にも身体的にも研究対象から切り離されている．研究者は限られた期間，定期的に現場を訪れるにすぎない ●研究者には，可能なかぎり観察対象者に気づかれることなく，影響をあたえないことが期待される．マジックミラーを通して観察するときや，天井に固定された定点ビデオカメラを用いる場合などがその例である	

Girbich（1999/2003, pp.111-112）およびHolloway & Wheeler（2002/2006, pp.98-100）の一部を筆者が要約

藤，2005，p.69）．実際にこうした立場で書かれた研究論文もあります（Ronai, 1992；Lawler, 1991など）☞．しかしながら，「完全な参加」では，観察される人に許可を得ず隠れて観察することがあるので，倫理的には重大な問題をはらんでいます（Holloway & Wheeler, p.99）．

●観察者としての参加者

多くの参加観察では，研究者は「観察者としての参加者」の役割を果たしています（伊藤，p.69）．「参加者」，つまり，そこの一成員としての役割を果たすことに重きをおきつつ，同時に意識的に観察を行い，その内容を記録にとどめるということです．

あなたが所属する病棟で観察をするなら，このタイプにあてはまることが多いと思います．ナースは自分たちが望むとおりにその場所のなかで動きまわることができるので，より詳細で深い観察が可能となるでしょう．

●参加者としての観察者

もうすこし「参加者」としての位置づけを弱めて引いた構えをとるなら，それは「参加者としての観察者」という位置づけとなります．

このタイプの観察の利点は，観察する場で，研究参加者と比較的自由に交わりながらも，戦力（たとえば看護スタッフ）の一員として期待されることはないということです．大学院生などが研究対象施設で観察をする場合は，このタイプにあてはまることが多いです．

●完全な観察者

さらに，「完全な観察者」となるなら，それは参加観察とはよべず，いわば「非参加観察」（いわゆる"科学的な観察"）とよぶべきものとなります．

観察対象のサイズ

観察者と研究参加者の関係を考えるうえで大切なことは，どのくらいのサイズ（規模）の集団を観察するか，ということです．1人の研究者が1回の調査で観察する人数は，15名を限度とすべきだという意見もあるようです．が，

☞
Ronai C（1992）．The reflective self through narrative；A night in the life of an erotic dancer/researcher. In C.Ellis & M.Flaherty（eds.）Investigating subjectivity-Research on lived experience. Sage.

Lawler J（1991）．Behind the screens；Nursing, somology and the problem of the body. Melborne：Churchill Livingstone.

私の経験では，Girbich（1999/2003）が指摘するように，5〜8名にとどめるほうが望ましいように思います（p.113）．それ以上の集団を観察する必要があるなら，研究者がチームを組んで観察するとよいでしょう．観察の経験にもよりますが，一般には観察対象の数が多くなればなるほど，刻々と変化する事柄を詳細に観察するのが難しくなります．

フィールドノーツの書き方

　観察において非常に大切なことは，観察した結果を，上手に記録に残すことです．観察記録は，一般に以下のものによって構成されます．

①現場メモ
②清書版フィールドノーツ
③日記など

これらは総称して「フィールドノーツ」とよばれます（伊藤，pp.70-73）．

●現場メモ

　観察では，メモ書きを残すことがとても大切で，これこそが観察記録をとる第一歩です．観察したことの記憶が薄れてしまう前に，できるだけ早くメモをとりましょう．そのためには，つねに筆記用具と紙を持ち歩くことが必要です．

　文字にするよりも適切な場合には，図を使って場所や相互関係を描くとよいでしょう．先に紹介した研究（谷津，2002）を行ったとき，私は観察したあと，すぐに1人になれる場所に行き，急いで文字に記し，図を描きました．そのためには，罫線が引いてある小さいメモ用紙ではなく子ども用の無地のノートブックが，筆記用具は鉛筆やボールペンではなくサインペンが便利でした．ただし，きちんとした筆記用具がないとメモ書きが残せないわけではありません．ICレコーダーやテープレコーダーに観察内容を自分の声で録音する，音声メモという方法もあります．この場合は，観察した日時や場所も忘れずに吹き込みます．

3 〈データ収集方法〉を決めよう

●清書版フィールドノーツ

次は，現場メモをもとに，それらをもう一度整理しなおして，清書版フィールドノーツとよべるものに仕上げます．私の経験では，現場メモがあっても，1日経ってしまうと細部を思い出せなくなることがありました．ですから，できるかぎりメモをとったその日のうちに，遅くとも翌朝起きてすぐに，清書版フィールドノーツを書くことをお勧めします．

清書版フィールドノーツを書くときは，第三者が読んでもわかるような記述を心がけます．表3-2の参加観察の視点を参考に，5W1H（いつ，誰が，どこで，なぜ，何を，どのように）を意識した記述をするといいでしょう．また，いわゆる主観的な印象（たとえば「派手な服装をした人」）を書くならば，その印象が具体的に何に基づいているか（たとえば「鮮やかな赤いシャツに光沢のある皮のズボンを履いている」）を書き込むようにします．

5W1H：
When （いつ）
Who （誰が）
Where （どこで）
Why （なぜ）
What （何を）
How （どのように）

●日記など

現場で感じた自分の心情などについては，清書版フィールドノーツとは別に，日記として記す研究者もいます．そうすれば，自分がいたその場の状況を，あとになってより鮮明に思い出すことができます．

フィールドノーツに書き込むべき内容は，ほとんど無限といっていいほどのバリエーションがあります．というのも，何を観察記録として残すかは，研究目的が何であるかによって非常に異なっているからです（佐藤，2002, p.204）．とはいっても，どのような書き方をすると，観察項目を比較的もらさずに記録できるのか，いろいろな例を見て学ぶというのはよい方法です．関心のある方は『フィールドワークの技法』（佐藤，2002）を読んでください．現場メモや清書版フィールドノーツの具体例が紹介されています．

佐藤郁哉（2002）．フィールドワークの技法──問いを育てる，仮説をきたえる．東京：新曜社．

方法3 文書や映像などを集める方法

インタビュー法，観察法にならんで，質的研究のデータ収集には，文書や映像などを集める方法があります．文書や映像などからは，直接的な質問や観察では収集できない情報を得られることがあるので，入手可能で，倫理的

にしかるべき配慮がなされるのであれば，研究者はすすんでこれらのデータを集めましょう．

●典型的文書：公的文書，個人的な日記

典型的な文書には，公的な文書や個人的な日記があげられます．公的文書のなかには，新聞や議事録などの報告書のほか，非公式の記録物も含まれます．

看護記録は公的文書に含まれるでしょう．経過表やケース記録，サマリーなどは，看護に関する重要な情報をもたらし，研究課題を解くカギになりえます（Holloway & Wheeler, p.103）．

●データ源としての映像

写真，ビデオ，映画などの映像も，それ自体が完結したデータ源として用いられるか，あるいは別のデータ収集法の補助として用いられる可能性があります．私は以前，ナースの感性について研究するために，多くのナースに6枚の看護場面の写真を見せて，その写真について思ったことや考えたことを話してもらったことがあります（谷津，1999）．

また，別の研究（谷津，2002）では，助産師と妊産婦がかかわっている場面を，研究参加者に許可を得てビデオ撮影させていただき，その映像を参考にしてフィールドノーツを起こし，ビデオの映像とフィールドノーツの内容に基づいてインタビューをしたことがあります．

前者の研究は映像を完結したデータ源として用いた例で，後者の研究は補助的に用いた例です．

●研究参加者の目線で物ごとを見る

このように質的研究者は，インタビューや観察の記録と同じように，文書や映像をデータとして用いることができます．いずれの方法をとるにしても，研究参加者が研究者の前で本来の姿を見せてくれるようになるために，その環境に研究者がなじみ，研究参加者の目線で物ごとを見て，考えられるようになることが，何より重要です．

谷津裕子（1999）．看護における感性に関する基礎的研究──「看護場面的写真」を鑑賞する看護者の反応の分析．日本看護科学学会誌, 19(1), 71-82.

谷津裕子（2002）．看護のアートにおける表現──熟練助産師のケア実践に基づいて．東京：風間書房．

Step3 ● 研究方法を考えるステップ

4 〈データ分析方法〉を決めよう

質的研究におけるデータ分析の特徴

　質的研究の「研究方法を考えるステップ」の4段階目であるデータ分析方法の検討（p.42 **図3-1**の④）についてみてみましょう．質的データを分析する方法には，さまざまなレパートリーが存在しますが，一般的に行われることや考慮すべきことをお話ししたいと思います．

　これまでにお話ししたように，質的研究のデータには，研究参加者から一方的に与えられるものではなく，「研究参加者と研究者が一緒につくり出すもの」という個性的な特徴があります．同じように，データを分析する段階においても，質的研究に固有な性質があります．それは，「データ収集と分析とが同時に行われる」という特徴です．

　研究経験の豊富なナースでも，質的研究のもつこのような特徴にとまどうことがあります．それもそのはず，科学的な手続きではふつう，「すべてのデータが集められ，しっかりと記録に残されてから分析のプロセスが始まる」ものとされているからです．こうした考え方は量的研究の伝統から生まれたものです．

●質的研究における主要な道具とは

　量的研究では，すべての数字を入力し終える前に統計データを分析してもほとんど意味がありません．なぜなら，ひとかたまりのデータが完全に手に入った時点で，全体の分析をすべてもう一度行う必要があるからです．また，たとえば実験研究の場合には，客観性という目的によって，研究者は実験が完了するまでデータ分析をせずにいることが求められます．これは，研究者が初期のデータの傾向を知ることにより，結果を特定の方向に"引っ張ろう"とするなど，残りの実験に無意識のバイアスが生じてしまう危険性を避けるためです（McLeod, 2000/2007, p.181）．

　しかし，このような量的研究の伝統は，質的研究にはあてはまりません．質的研究において，データの収集と分析のための主要な道具は，研究者自身です．ある会話や状況が，自分の研究に関係があると感じることができる研究者のセンサーがなければ，その会話や状況は「データ」とはならないのです．

　"これは研究に関係あるデータ！"と研究者が察知したということは，す

McLeod J（2000）/ 下山晴彦監（2007）．臨床実践のための質的研究入門．東京：金剛出版．

でに研究者は，そのデータが指し示す意味を考えはじめていると考えることができます．このように，質的研究では，データを収集する段階から常に分析のプロセスが生じているのです．

さらに，この「データ収集と分析とが同時に行われる」特徴を意図的に活用して，より研究目的にかなったデータを収集しようとする方策も，質的研究では積極的に活用されます．ある時点までに得られたデータを分析し，もっと知りたいことやよりくわしく調べたいことは何かを明らかにして，その後の調査でそれらの情報を引き出してくるのです．

●質的研究のデータ分析のプロセス

質的研究のデータ分析の特徴として，「時間がかかる」ことをあげてもよいでしょう．データの量や複雑さ，研究の経験によっても異なりますが，一般的に質的研究の分析には時間がかかります．なぜなら，次のような長くて緻密な「行ったり来たり」のプロセスを踏むからです．

①データを文章に起こし，全体の感覚をつかむ
②それらを適切な長さに区切り，それらを何度も読む
③そこに含まれる意味を発見する
④その意味の解釈が妥当かどうかをデータやコードに戻って確認する

質的研究を行うときは，これらの特徴を覚えておいて，時間をうまく使えるように配分するといいと思います．ポイントは，データがすべて集まるまで待たないで分析を始めることです．そうすると，前記の①〜④のプロセスに早めにとりかかれるでしょう．では，実際の分析のプロセスを①〜④に沿って順にみてみましょう．

プロセス1
データ全体の感覚をつかもう

質的研究の主な課題の1つは，研究の焦点となっている現象あるいは社会的プロセスを記述することです（McLeod, p.182）．どのような研究目的であれ，最終的な目標は，なんらかの現象やプロセスの全体を，言葉や図で表すことにあると考えられます．

しかし，この目標を達成することは思ったより簡単ではありません．しかも，分析過程に没頭すればするほど，より混乱状態に陥りやすくなります．なぜでしょうか？

「分析」とは，「複雑な現象や対象を単純な要素にいったん分解し，全体の構成の究明に役立てること」（金田一，1997, p.1255）です．「いったん分解」する作業に没頭しているうちに，自分が何のためにこの作業をしているのか，何を知りたいのかがわからなくなりがちです．"木を見て森を見ず"という言葉がありますが，木の枝や葉にばかり注目していると，森という全体は見えにくくなるものです．

ここで大事なのは，分析の定義にある「全体の構成の究明に役立てる」の部分に着目することです．質的データの分析において重要な考えは，"全体と部分を行き来する"という発想です．データ全体からもたらされる文脈には，データの細かい部分を理解するためのヒントが隠されています．データの細かい部分だけをどんなに見つめても見えてこないヒントを得るために，全体の感覚をつかむことが大切なのです．

そこで，全体と部分のあいだを行き来するために，次のような方法をとることをお勧めします．データを文章に起こしたら，分析作業に入る前に，まずはその時点までに収集されたすべてのデータを何度か読みます．目をつぶってもその内容がだいたい思い出せるくらいになるまで，読みつづけます．

次に，最初の感覚をつかもうとするような「予備的要約」を書いてみます．たとえば，一連のインタビューからなる研究では，各インタビューに関して，主なテーマと研究者が受けた全体的な印象を含めて，500字程度の要約を書くことが役立ちます（McLeod, p.182）．

金田一京助ほか編（1997）．新明解国語事典．第5版．東京：三省堂．

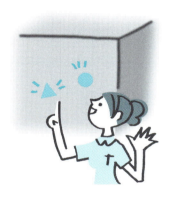

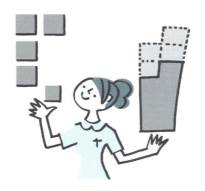

プロセス2
データを適切な長さに区切ろう

　データ全体の意味に関する感覚を発展させたら，次に必要なのは，新たな洞察を得るために，最初につかんだ全体的な感覚を越えることです．そのための手法として，たいていの研究者は，データを適切な長さに区切り，データの切片に含まれる意味を読み取ります．

　区切る長さはその研究の目的によってさまざまです．言葉や文章など比較的小さく区切る場合もあれば，段落や文脈ごとに大きく区切ることもあります．

　患者さんの発する言葉や看護記録などに繰り返し現れる言葉や文章を抽出し，それらの言葉や文章が出現する頻度や傾向について明らかにしたい場合は，言葉や文章など比較的小さい単位で区切るとよいでしょう．また，患者さんの語りを引き出して，患者さんにとっての闘病生活の意味を明らかにしたい場合は，ストーリー全体の意味に焦点をあてるためにあまり小さく区切らず，より大きな単位の言説（意味のある話のまとまり）で区切るほうが適切でしょう．

プロセス3
データの意味を発見しよう

　データを適切な長さに区切ったら，質的研究者にとって最も重要な局面が訪れます．これらのデータが意味することを解釈するという局面です．

　データを区切るところまでは，ある程度，機械的に行うことができるでし

ょう．実際，ここまでの工程を効率的に進めてくれる，質的データの分析補助ソフトウェア・パッケージも開発され，広く活用されています．でも，このソフトウェアを使ったとしても，データを解釈するというプロセス自体は，研究者が行わなければなりません．

質的研究では，一般にインタビューや観察で収集されたデータからうかがい知れる，研究参加者にとってもつ意味を探ろうとします．たとえば，HIVキャリアの女性が妊娠することは，彼女たちにとってどのような意味をもつのだろうか？　という問いを，彼女たちの語りのなかに探るのです．

では，いったいどのようにして，意味を探ることができるのでしょうか？

意味を探る具体的な作業には，いくつかの選択肢があります．言葉や文章など，比較的小さく区切る場合には，コード化し，カテゴリー化して，パターンやテーマを導き出していくのが一般的でしょう．

"コード化"とは，分析の初期の段階になされる作業で，データの意味のまとまりごとに分け，1つずつその意味を表す名前をつけることです．たとえば，「私としては患者さんにとってよかれと思って，そう伝えたんです」という，切片化されたインタビューデータがあったとします．コードは，このデータで示されている意味を端的に表す名前なので，この例では「よかれと思って患者に伝えた」というコードがつけられるかもしれません．

次の段階では，作成されたすべてのコードを互いに比較しながら，同じような特徴をもったコードをまとめていき，まとまったものに，その特徴を示す名前をつけていきます．これが"カテゴリー化"といわれる段階です．たとえば，「よかれと思って伝えた」というコードのほかに，「いつかわかってもらえると信じて伝えた」というコードがあったとしたら，これらのコード

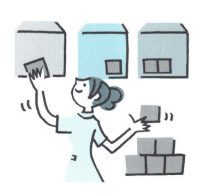

は，患者さんのためを思い，相手の可能性を信じて伝えたという点で共通しているため，「患者の利益と可能性を信じて伝えた」というカテゴリーができるかもしれません．コードとコード，コードとカテゴリーのつながりやパターンを視覚的に示すために，図を描きながら作業するのもよい方法です．

その後も，より大きなカテゴリーのなかに小さいカテゴリーを含めていきながら，カテゴリー化が続くかもしれません．もうこれ以上に大きなカテゴリーが見えなくなったと思った時点で，分析は終了です．

そして，そのころには，カテゴリーとカテゴリーのあいだになんらかのパターンや関連性が見えてきていることがあります．そのときは，そのパターンや関連性を"テーマ"や"ストーリー"として記述し，要約します．

プロセス4
データやコードに戻って確認しよう

これで終わりではありません．最初にお話ししたように，質的研究のデータの分析では，部分と全体の「行ったり来たり」のプロセスを踏むことが大切です．テーマやストーリーに表された意味の解釈が妥当かどうか，過剰な解釈はないか，少数の出来事や目立たないケース，反証事例を取りこぼしていないかなどについて，データやコードに戻っていねいに確認します．もし問題が見つかれば，コードやカテゴリーを見直し，さらにテーマやストーリーを洗練します．

このようにして導き出されたものが，いわゆる研究の「結果」として示される部分です．

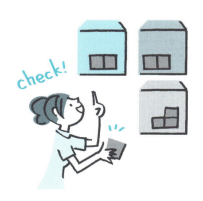

Step3 ● 研究方法を考えるステップ

5 〈倫理的配慮の方法〉を決めよう

倫理は「習慣」，そのルーツを探る

「研究方法を考えるステップ」の最終段階である〈倫理的配慮の方法〉(p.42 図3-1の⑤）についてみてみましょう．「倫理」は，私たちナースにとって，研究においてはもちろんのこと，看護の実践においても，たいへん重要で奥の深い概念です．

「看護研究における倫理」は，「看護実践における倫理」と切り離しては考えられず，両者はともに「看護の倫理」なるものに照らして行われるもの，というのが私の考えですので，じっくりとお話ししたいと思います．まず，「倫理とは何か」「看護倫理とは何か」という問題を検討しましょう．

●人として行うべきすじ道

わかっているようでわからない言葉って，大人になっても結構たくさんあると思いませんか？　「倫理」という言葉も，その1つではないでしょうか．「生命倫理」とか「日本人の倫理」とか「企業人としての倫理」とか，よく耳にはするけれど，その意味となると……．

広辞苑（2008）によれば，日本語の「倫理」という語の元になった「倫理学」は，英語のエシックス（ethics）に対して，哲学者の井上哲次郎があてた訳語です．「社会的存在としての人間の間での共存の規範や原理を考究する学問」，これが現代における倫理学の定義ですが，すこし難しいので，もうちょっと言葉そのものに接近しましょう．

新村出記念財団（2008）．広辞苑．第6版 -DVD-ROM版，東京：岩波書店．

「倫」という字は「人」と「侖」からなりますが，その意味からみて重要なのは「侖」のほうです（江藤，2005，pp.107-108）．「侖」は「記録を書いた短冊の竹札を合わせて整理する」という会意文字で，そこから「同類のものが順序よく並び，そろった様（さま）」，つまり「秩序だった状態，あるべき状態」を，さらに「人がきちんと並ぶこと」から「きちんとした人間関係」を表すようになったそうです．そこでひとまず，語義からみた「倫理」の定義は，「人として行うべきすじ道」（江藤，p.108）というふうに考えてみます．

江藤裕之（2005）．看護・ことば・コンセプト．東京：文光堂．

また，英語で「倫理」を意味するエシックス（ethics）は，「道徳」や「道徳に関係する」という意味のギリシャ語エティコス（ethicos）に由来し，さらにさかのぼると「習慣」を表すギリシャ語のエトス（ethos）にたどりつきます（江

藤，p.108)．エトスという語は本来「住み慣れた場所」を意味し，そこから，住み慣れた場所において形づくられ，そのなかで人間が生を営むところの「慣習，習俗」を意味するようになったということです（新田，2000，p.22）☞．

「倫理は習慣である」という点については，アリストテレスは，その著『ニコマコス倫理学』(1973, p.42)☞のなかで次のように述べています．

☞
新田孝彦 (2000)．入門講義――倫理学の視座．京都：世界思想社．

☞
Aristotles/ 高田三郎 訳 (1973)．ニコマコス倫理学（下）．東京：岩波文庫．

> 「倫理的善は習慣から生まれる．（中略）つまり倫理的徳は，本性的に生まれてくるものでもなければ，本性に背いて生み出されるものでもない．本性は，それらの徳を受け入れるための素地を準備するものであり，それを完成するのは習慣なのである」

古代ギリシャの哲学者らしい，いかにも難しい言いまわしですが，要するに倫理的な善や徳というものは，自然に生じるものでも，あらかじめその可能性が与えられているものでもなく，「習慣づけ」によって身についてゆくものだというのが，アリストテレスの主張です（江藤，pp.113-114）．

習慣を形づくるのは，日常的な行いです．日常的行いは，文化，風土，宗教，民族などの違いによって異なるので，それぞれに固有の倫理をそっくりそのまま別の文化圏に転用しても，うまく活用することは難しいでしょう．それは，「日本人の倫理」や「企業人としての倫理」などというように，倫理という言葉が，社会的立場や具体的な状況を限定した語句を伴って使われることが多いことをみてもわかりますね．

「倫理」という概念は，このように，習慣を共有する人間の共同体を限定する性質をもっています．「看護倫理」という語は，看護を生業とする人々が共有する倫理，という意味あいをもつと考えられます．

倫理は「意思決定」

ところで，エシックスの語源である「エトス」という語と一緒に，「ロゴス」や「パトス」などの語を耳にしたことはありませんか？

広辞苑によると，ロゴス（logos）は概念・意味・論理・説明・理由・理論・思想などをさす語で，いわば言語や思考，理性といった人間の知的活動のことです．一方，パトス（pathos）は苦しみ・受難，感情・激情などの意味で，いわば一時

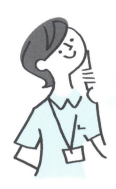

的な感情です．そして，エトス（ethos）は人間の持続的な性格，あるいは民族や社会集団にゆきわたっている道徳的な慣習，雰囲気のことをさします．

やっぱりここでも，一時的な感情が「パトス」であるのとは対照的に，「エトス」は習慣的な精神のことをいうんですね．

「エトス」の語源は「住み慣れた場所」や「習慣」にあるので当たり前のことでしょうけれど，なんだかうれしい発見です．

さてここで，「ロゴス」「パトス」「エトス」を，それぞれ人間のもつ3つの心的要素とされる「知」「情」「意」と結びつけてみましょう（江藤，pp.109-110）．人間の知のはたらきをつかさどるのがロゴス（理性），情をつかさどるのがパトス（感性），そして意思，すなわち人間の行動を決定づける要素がエトス（倫理）と考えてみるのです．

するとどうでしょう．おもしろいことに，これまでみてきた倫理の語義が統合されてきます．つまり，以下のような考え方にたどりつきます．

「倫理とは，人間行動を決定づける意思であり，人として行うべき道を判断する際の意思決定であって，しかもその意思決定は習慣づけによって身につく」

看護の倫理とは……
もう一度振り返って考えてみよう

このように，「看護倫理」といわれるものは，ナースの日常的行いから生まれ，日常的行いにおいて実践されている，「善いか悪いかの意思決定」であると考えられます．アリストテレスによれば「いかなる仕方で行為すべき

か」を考察するのが倫理学の基本的な課題なので（新田, p.20），「善いか悪いかの意思決定」とは「行為のしかたについての」意思決定であるといえるでしょう．

　実のところ，看護倫理とは何か，看護に独自の倫理があるのか否かについては，看護学領域内にもさまざまな見解があり，看護倫理に関する統一的な定義はいまだ存在しません．看護行為は医療行為の一環をなし，看護の対象は生（生命，生活，人生）を営む人間ですから，看護倫理が，医学や生命科学領域で発展した倫理（医療倫理や生命倫理など）と重なり合う面があることは確かでしょう．

　さらに1990年代以降は，アメリカの看護学研究者を中心に「ケア（ケアリング）の倫理」に関して活発な議論が行われています．そして，現在もこの議論は続いています．看護学独自の倫理的価値としてケア（ケアリング）の倫理を中核とするべきか否かについては，賛成派，反対派，中庸派など，さまざまな立場があります．

　このように，看護倫理をはっきりと定義するのは簡単ではありません．ですが，だからといって何も定義しないのでは発展がありません．そこで私たちは前記の考察を踏まえ，暫定的に定義してみました．

「看護倫理とは，看護師としての善い認識や行動の理（ことわり）を考えることである」
（濱田，谷津，吉田，佐々木，西田，2008，pp.9-12）

濱田悦子，谷津裕子，吉田みつ子，佐々木幾美，西田朋子（2008）．看護学教育における倫理教育の内容と方法に関する研究．平成17〜19年度科学研究費補助金（基盤C）研究成果報告書．

　この定義には，2つのポイントがあります．1つは，よって立つ倫理理論や倫理原則を限定していない点，もう1つは，倫理とは「考えること」だといっている点です．あとに述べるように，看護研究を行う際に重要とされる倫理原則にはさまざまなものがあり，どれもほんとうに大切なものです．しかし，倫理という言葉の成り立ちにみたように，倫理とはさまざまな文化，風土，宗教，民族に培われる習慣と切り離しては考えられず，時代とともに変化していくものでしょう．

　「過去」に「別の場所」や「別の人」において善いとされている行為が，「いま」「ここで」「この人」には善いものでない可能性が，常にあるのです．

　この可能性をいつも心にとどめておくことが，倫理的に看護を実践し，研究をする際のカギとなるでしょう．そのためには，よって立つべき倫理理論や原則を限定せず，いまここでどのような理論や原則が必要かを常に「考え

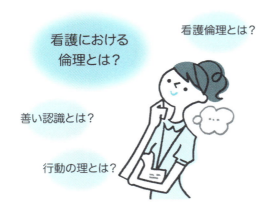

ること」が大切ではないでしょうか．

看護研究における倫理指針

　現代において重視されている，看護研究の指針となる倫理原則をみてみましょう．ここで参考にするのは，国際看護師協会（ICN）の『看護研究のための倫理指針』(2003) です．日本語に訳された論文を日本看護協会のホームページからダウンロードすれば，誰でも読むことができます．日本看護協会が公表している『看護研究における倫理指針』(2004) も，この原則に基づいて作成されています．

●看護研究を倫理的に計画・実施するための6原則

　表3-4にあげている6つの倫理原則は，研究参加者になるかもしれない人々の権利を擁護するうえで念頭におくべきポイントを示しています．

●研究参加者に与えられる4つの権利

　「看護研究を倫理的に計画・実施するための6原則」を，研究参加を検討している人々に与えられる4つの権利としてまとめたのが表3-5です．
　倫理原則と研究参加者の権利が成り立つためには，研究への参加を検討する人々が十分な知的能力を有し，自律的に決定できるだけの情報を受け取っていることが前提となります．

国際看護師協会／日本看護協会訳 (2003)．看護研究のための倫理指針．
http://www.nurse.or.jp/nursing/international/icn/definition/data/guiding.pdf

日本看護協会 (2004)．看護研究における倫理指針．
http://www.direct.nurse.or.jp/jna_system/guideline/index.asp

表3-4 看護研究を倫理的に計画・実施するための6原則

倫理原則	定義と特徴
善行	●研究参加者や社会に対して「善いことを行う」という原則 ●「善行」には，研究参加によって得られる利益も含まれる ●研究者は，「この研究に参加することで，研究参加者はどのような利益を得るか」と自問する必要がある
無害	●研究参加者に「害を与えない」という倫理原則 ●研究者は，「この研究に参加することで，研究参加者はどのような危害を被るおそれがあるか」と自問する必要がある ●リスクが予測される場合はそれを明確にし，書面にしたうえで，研究参加の候補者と話し合わなくてはならない
忠誠	●研究参加者と研究者とのあいだに「信頼」を育むという倫理原則 ●研究者は，研究参加者とのあいだや研究者同士でどのようにして信頼関係を築くかを考える必要がある ●研究に関する情報提供を十分に行い，研究参加者が自由意思によって研究に参加することを保証することが大事である
正義	●研修参加者を「公平に」扱い，集団間で対応に差をつけないという倫理原則
真実	●研究参加者に「ほんとうのことを話す」という倫理原則 ●研究参加者に対して正直であり，予測しうるリスクや利益をすべて話すことによって成しとげられる ●ただし，常に真実を伝えるのがよいというわけではない．研究参加者にとって不利益になるような情報提供や，研究者としての役割を越えた情報提供（未告知の人に「がんの患者さんに研究の参加を依頼しています」という研究協力依頼書渡すなど）は行ってはならない
守秘	●研究中に収集される個人情報を保護し，個人レベルのデータを公表しないことによって，研究参加者の秘密を守るという倫理原則

国際看護師協会（ICN）：看護研究のための倫理指針，2003をもとに筆者が作成

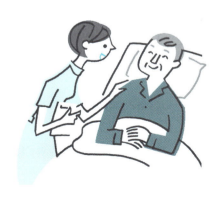

表3-5 研究参加者に与えられる4つの権利

権利	説明
危害を与えられない権利	●研究参加者には，研究参加による被害を受けない権利がある ●生物医学的な介入研究，とくに薬物研究においては，有害な副作用が生じる場合がある．研究参加者にとってリスクが非常に高い研究は許可されるべきではない
全面的な情報開示を受ける権利	●研究参加者には，研究参加に伴って発生しうるリスクと利益をすべて知らされる権利がある ●研究参加の意思決定になんらかの影響を及ぼす情報を研究参加の候補者に知らせないことは，倫理に反する行為である ●無作為化臨床試験の場合は，治療法Xまたは治療法Yのいずれかが割り当てられるが，その際に研究者の希望は勘案されないという事実をあらかじめ伝えなければならない ●研究者自身が潜在的なリスクや利益を認識することが情報の全面開示につながる
自己決定の権利	●研究参加者には研究に参加するかどうかを自己決定する権利がある．自己決定の権利があるということは，研究への参加を強制されないということである ●研究者は，研究参加を自由意思で拒絶するという研究参加者の権利を尊重しなければならない ●研究に不参加の決定をした場合も，彼らが受ける通常のケアに影響するようなことがあってはならない
プライバシーや匿名性，秘密が保護される権利	●研究参加者は，研究者に提供したすべての情報について完全な守秘を求める権利，および，個々のデータと個人名を切り離すことによる匿名性保護を求める権利を有する ●研究への参加同意後も，研究者からの質問に個人的な内容が含まれている場合，研究参加者はプライバシーを保護される権利を有しているので，そのような質問には一切答えなくてよい

国際看護師協会（ICN）：看護研究のための倫理指針，2003をもとに筆者が作成

●特別な配慮を必要とする研究参加者

表3-6に示すような，弱い立場にある集団の場合は，本人の承諾に加えて，家族の同意を得るなど，付加的な保護対策が必要となります．これらの倫理原則や研究参加者の権利，研究参加者のおかれた立場に基づいて，自分の研究で倫理的に配慮しなければならない点をじっくりと考えてみてください．

表3-6 特別な配慮を必要とする研究参加者の理由と対応

特別な配慮が必要な研究参加者	患者，妊婦，高齢者，学生，スタッフ，社会的弱者，受刑者	新生児・乳幼児・児童，死に直面している人，精神を病む人，認知症患者，精神発達障害のある人，セデーション（鎮静）を受けている人
理由	● 自由な意思で決断することが難しい	● 理解力・判断力が十分ではないため主体的な決断が難しい
対応	● 直接利害関係のある人が研究の説明や承諾を行わない ● 不利益を被ることなく，研究参加を拒否できるような配慮を行う	● 可能なかぎり本人から同意を得る ● 本人から同意を得ることが不可能あるいは困難な場合は，あらかじめ倫理審査委員会等による審査・承認を受けたうえで，代諾者からの同意を得る

国際看護師協会（ICN）の「看護研究のための倫理指針2003」および日本看護協会の「看護研究における倫理指針2004」をもとに筆者が作成

● **研究の同意書に含む内容**

自分の研究で倫理的に配慮しなければならない点をすべて書き出し，**表3-7**を参考にしながら，研究参加者に伝えるべき内容や方法を吟味するとよいでしょう．

研究倫理をめぐる看護界の動き

日本で「看護研究の倫理」ということがさかんにいわれはじめたのは，ここ10〜15年前からではないかと思います．私が博士論文を提出したのは2001年3月．看護界にはすでにそのころ，研究のプロセスで直面する倫理的な問題にどう対処したかを論文中に書くのは常識，という雰囲気はありました．

ですが，倫理的な諸問題とはいったいどのようなことなのか，どのような点に気をつけなければならないのか，正当な対処とはどのようなものか……といったことの判断は，まだ一人ひとりの研究者の倫理観に委ねられている状態といってよく，看護系の学術団体や学会，病院や学校から，「倫理基準」のようなものはほとんど出されていませんでした．

しかし，いまでは状況が一変しています．日本看護協会が2003年に『看護者の倫理綱領』を，2004年には『看護研究における倫理指針』をホームページ

表3-7　同意書に含むべき内容

①研究の目的，意義

②研究方法，期間

③研究への参加，協力の自由意思

④研究への参加・協力の拒否権
- 参加に同意しない場合であっても不利益は受けないこと
- 研究の参加に同意した場合であっても，いつでもとりやめることができること
- 研究の参加をとりやめることによって不利益を受けないこと

⑤プライバシーの保護

⑥個人情報の保護の方法
- 研究の結果が公表される場合であっても，研究参加者の秘密は保全されること

⑦介入研究・評価研究の場合には，具体的な介入方法を記述する

⑧データ収集方法について（協力依頼内容，所要時間）

⑨研究に参加・協力することにより期待される利益（研究参加者，社会）

⑩研究に参加・協力することにより起こりうる危険ならびに不快な状態とそれが生じた場合の対処方法

⑪研究中・終了後の対応

⑫研究結果の公表方法

⑬同意書へのサインが不可能あるいは困難な場合には，その理由と代諾者等の選定方針

⑭研究を行う看護者および研究責任者の氏名，所属，職名，連絡先，連絡方法

⑮日付および研究参加者の署名欄

＊同意書は同じものを2通作成し，研究参加者と研究者の双方が保管できるようにする

日本看護協会：看護研究における倫理指針，2004を一部改変

上で公開したおかげで，倫理指針の理念や原則に基づきながら，看護研究を進めることができる土壌ができました．昨今では，学会発表のための抄録にも倫理的配慮を明記することを義務づけている学会がほとんどです．

　病院や学校でも動きがあります．ここ最近，ナースが所属する多くの病院や学校に，研究計画が倫理的な基準にかなっているかを審査する，「研究倫理審査会」などとよばれる組織がつくられています．研究者はこの組織に研究計画書を提出し，「こういう主旨や方法，倫理的配慮のもとにこれから研究を行いたいと思いますが，これでいいでしょうか？」と審査員に意見を求めるわけです．

　審査員は通常，研究者の名前を伏せて，公正な手続きで審査をしたあと，「承認」「条件付承認」「不承認」という判定を下します．「条件付承認」の場合には

修正を求める個所や内容を,「不承認」の場合にはその理由をあわせて伝え,研究計画書をよりよいものに修正・精錬できるよう助言します.

研究計画書には日ごろの気づかいを

"研究を発表するときだけでなく,計画する段階にまで審査が必要だなんて,なんだか大変だな"と思う方もいるかもしれません.たしかに,審査会を通るまでにある程度時間がかかりますし,計画書を修正したらもう一度審議してもらう必要があるので,さらに時間がかかります.研究への道のりを長く感じ,途中で投げ出したくなってしまうこともあるでしょう.

ですが,ここがナースの腕の見せどころです.研究参加者(インタビューを受ける人,観察される人など)には,4つの権利が保証される必要がある(国際看護師協会,2003)ことをお話ししました(p.79 **表3-5**参照).

研究を計画するときには,どうしたらその4つの権利を最大限に保証できるかを考え,そこで導き出されたさまざまな工夫を研究計画書に書きあらわせばよいのです.ここにあげられた4つの権利は,私たちナースが患者さんにかかわる際に,ふだんから心がけていることではないでしょうか.

具体的な内容説明については前述のとおりですが,どれ1つとっても目新しい内容ではないと感じることでしょう.患者さんの健康と安寧を促進するためにナースが日ごろ行っていることばかりです.

それもそのはず,先ほど述べたとおりもともと英語で「倫理」を意味するエシックス(ethics)という言葉は,「習慣」を表すギリシャ語のエトス

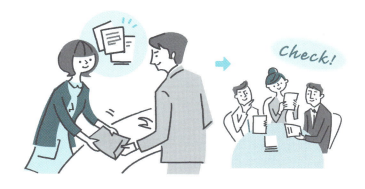

(ethos)から派生しています．「倫理は習慣である」という点については古代ギリシャの哲学者アリストテレスも指摘しており，倫理的に善い行いや考え方というのは，習慣によって身についていくものであり，習慣を形づくるのは日常的な行いです（p.74参照）．

　研究倫理とはいっても，特別難しいことを要求されているのではなく，日常的にはたらかせている気づかいを，研究参加者に向けて示すことを期待されているのです．

倫理的配慮がなされた研究計画書を書くポイント

　看護研究を進める際には倫理的配慮が欠かせません．研究計画書を作成する際に，どのようなことを心がけるべきか，実例をあげながらお話しします．

　私は以前，看護系大学と総合病院の研究倫理審査会で審査員を務めていました．その経験から，研究計画書を書く際のポイントがいくつかあることが見えてきました．それらを以下にご紹介しましょう．

●そろえる文書

　研究計画書を書き上げるときに，同時に作成しておくとよい文書として，**表3-8**のようなものがあげられます．それぞれについて，くわしく説明します．

表3-8　研究計画時に作成しておく文書（①は必須，②〜⑧は必要に応じて）

① 研究計画書
② 研究協力施設の責任者（院長や看護部長，大学長など）への研究協力依頼書
③ 研究倫理審査会の長への審査依頼書
④ 研究協力部署の責任者（病棟師長など）への研究協力依頼書
⑤ 研究参加候補者への研究参加依頼書
⑥ 研究参加候補者への研究参加同意書
⑦ 同意撤回書
⑧ インタビューガイド

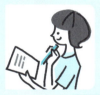

①研究計画書

「研究計画書」はどのようなタイプの研究であっても必要なものです．研究計画書には，研究の目的・意義，研究方法（研究期間，研究参加者，データ収集方法，データ分析方法），倫理的配慮について，それぞれわかりやすく記述します．

②施設の責任者への研究協力依頼書

③審査依頼書

研究参加者が，どこかの医療施設に通院または入院されている（されていた）患者さんやご家族，あるいはその施設に勤務しているスタッフである場合には，その施設の責任者（院長や看護部長など）に「研究協力依頼書」（図3-6）を，またその施設に研究倫理審査会がある場合には，審査会の長に「審査依頼書」を書いて，提出する必要があるでしょう．

施設の責任者には，こうした文書を差し出す前に連絡を入れて，研究の内諾をとっておくことが望ましいです．そのときに，その申し出に同意するか

（施設名を書く）

施設長　○○様

〔研究倫理審査会に提出する場合は「研究倫理会委員長○○様」と書く〕

平成×年×月×日

（研究者の所属を書く）
（研究者氏名を書く）

〔この研究協力依頼書に研究計画書を添付する〕

看護研究『（研究テーマを書く）』に関するご協力のお願い

拝啓
　＊＊の候，ますますご清栄のこととお慶び申し上げます．
　さてこのたび，看護研究のための調査を貴施設にて実施させていただきたくお願い申し上げます．
　本研究では，（研究の動機・背景を書く）といった昨今の状況をふまえ，（研究の目的を書く）を明らかにすることにより，（研究の意義を書く）の一助としたいと考えております．
　研究の概要は下記のとおりですが，くわしい内容につきましては別添の研究計画書をご確認ください．
　お忙しいなか誠におそれいりますが，ご理解とご協力をいただければ幸いに存じます．

敬具

記
1．調査期間：平成△年△月△日〜平成□年□月□日
2．研究方法：（調査場所やデータ収集方法等の概要を書く）
3．連絡先：（研究者の名前，住所，電話番号，FAX番号，E-mailアドレスなどを書く）

以上

図3-6　研究協力施設の責任者への研究協力依頼書の例

否かをどのようなかたちで確認するとよいかを，施設の責任者に尋ねておくことをお勧めします．

　口頭で承諾するだけでよく，すぐに次の段階へ（病棟師長などに研究協力を依頼するなど）進むように指示する責任者もいれば，きっちり文書として残したいという責任者もいるでしょう．文書を希望されたら，「研究協力施設責任者あての研究協力同意書」を作成してお渡しし，署名をしてもらいましょう．

　ちなみに研究倫理審査会では，特別な理由のないかぎり，申請されたものすべてを審査の対象とするため，「審査同意書」の準備は不要です．

④研究協力部署の責任者への研究協力依頼書

　次に，研究参加者が入院または通院している（していた）病棟，あるいは研究参加者が勤務している部署の責任者（病棟師長など）にあてる「研究協力依頼書」（図3-7）を作成します．この「研究協力部署の責任者」が，あなた

平成×年×月×日

（研究協力部署名を書く）

□□長　○○様

（研究者の所属を書く）
（研究者氏名を書く）

看護研究『（研究テーマを書く）』に関するご協力のお願い

拝啓
　＊＊の候，ますますご清栄のこととお慶び申し上げます．
　さてこのたび，看護研究のための調査を貴施設にて実施させていただきたくお願い申し上げます．本研究では，（研究の動機・背景を書く）といった昨今の状況をふまえ，（研究の目的を書く）を明らかにすることにより，（研究の意義を書く）の一助としたいと考えております．
　研究の概要は下記のとおりですが，くわしい内容につきましては別添の研究計画書をご確認ください．
　お忙しいなか誠におそれいりますが，ご理解とご協力をいただければ幸いに存じます．
　　　　　　　　　　　　　　　　　　　　　　　　　　　　　　　敬具

記
1. 調査期間：平成△年△月△日〜平成□年□月□日
2. 研究方法：（調査場所やデータ収集方法等の概要を書く）
3. □□長様へのご依頼内容：（責任者にお願いしたいことを書く［病棟スタッフに対して研究内容を説明する場をつくっていただくなど，依頼内容をわかりやすく具体的に記述する］）
4. 連絡先：（研究者の名前，住所，電話番号，FAX番号，E-mailアドレスなどを書く）

以上

（吹き出し）研究協力部署の責任者の氏名を書く
（吹き出し）この研究協力依頼書に研究計画書を添付する

図3-7　研究協力部署の責任者への研究協力依頼書の例

の研究のゲートキーパー(研究参加者を紹介するなど研究の窓口として重要な役割を担う人)となることが多いのです．

　したがって，研究協力依頼書には責任者に協力していただきたい点を，できるだけ具体的にわかりやすく書くことが大切です．さらに，研究に協力するためにいろいろなご苦労を背負ってくださる責任者に対して，研究者からの謝意を表すことも忘れてはなりません．

⑤**研究参加候補者への研究参加依頼書**

　研究参加候補者に渡す「研究参加依頼書」(**図3-8**)には，研究のすべてのプロセスで考えられるさまざまな倫理的問題とその問題への対処方法について，できるだけわかりやすく具体的に記述します．

　研究参加候補者が患者さんやご家族である場合には，いっそうわかりやすい言葉で，難しい医療用語を使わないで書きます．患者さんやご家族の年齢や健康状態に合わせて，字を大きくする，行間を広めにとるなどの配慮も大切です．

⑥**研究参加候補者への研究参加同意書**

　「研究参加同意書」(p.88**図3-9**)には，研究参加候補者に対して何を説明し，何に対して同意を得たかが明確にわかるように，チェックボックスなどを記します．そして研究参加に同意することを示す署名欄を設けます．また，研究者が研究参加を依頼した責任を明確にするために，研究者の署名欄も設けます．

　「研究参加同意書」は2通用意し，署名済みのものを研究参加者と研究者がそれぞれ1通ずつ保管するようにします．

⑦**同意撤回書**

　近年では，「研究参加同意書」に加え「同意撤回書」(p.89**図3-10**)の提出も求める審査機関が増えています．これは，一度は研究参加に同意したけれど，途中で辞退したいと考えた研究参加者がその意思を表明するための書類です．

⑧**インタビューガイド**

　さらに，インタビューを行う際には，どのようなことをインタビューしたいのかということをリストアップした「インタビューガイド」を準備しておきます．これを研究参加者に見せる必要はないのですが，研究倫理審査会では審査の対象となるので提出します．「インタビューガイド」の具体例はp.53

5 〈倫理的配慮の方法〉を決めよう

研究参加候補者の所属や名前を書く（未定のときは「患者様へ」「スタッフの皆様へ」でよい）

○○様

看護研究『（研究テーマを書く）』に関するご協力のお願い

拝啓
　私は，（研究者の氏名，所属や経歴などを簡潔に書く）です．このたび，下記の研究に向けて調査を行いたいと考えています．そこで貴方様に本調査へのご理解とご協力をいただきたく，お願いする次第です．
　お忙しいなかおそれいりますが，以下の項目をお読みいただき，研究に参加することに同意いただける場合は，同意書にご署名くださいますようお願いいたします．

敬具

平成×年×月×日
（研究者の所属，氏名を書く）

記

1. 研究の目的・意義：（本研究を行うきっかけとなった動機や背景，研究目的，研究の意義を簡潔かつわかりやすく書く）
2. 研究期間・方法：（調査期間や調査場所，データ収集方法〔協力依頼内容，所要時間，データの記録方法など〕，データ分析方法等の概要を，わかりやすく具体的に書く）
3. 研究への参加・協力の自由意思，拒否権：（研究参加候補者が参加に同意しない場合であっても不利益は受けないこと，研究の参加に同意した場合であってもいつでも取りやめることができ，取りやめることによって不利益を受けないことなどを書く）
4. プライバシーおよび個人情報の保護の方法：（研究参加者のプライバシーを確保するために研究者が注意をはらうこと〔インタビューを行う場所など〕や，研究参加者の個人情報保護のために研究者が行うこと〔匿名性の確保，データの保管と消去の方法など〕を具体的に書く）
5. 研究に参加・協力することにより期待される利益：（研究参加者にとっての本研究参加のメリットや看護界や社会にもたらされる利益についてわかりやすく書く）
6. 研究に参加・協力することにより起こりうる危険や不快な状態とそれが生じたときの対処方法：（本研究に参加することによって生じえるデメリットと，それを予防・最小限にする方策やそれが生じたときの対処方法をわかりやすく書く）
7. 研究中・終了後の対応：（研究の途中や終了後に研究者が対応できることを書く〔いつでも研究参加者からの問い合わせに対応することなど〕）
8. 研究結果の公表方法および還元方法：（本研究の結果をどこにどのようなかたちで発表するか〔院内報告会での発表，学会誌上での発表など〕，研究結果をどのような方法で還元するか〔希望者に研究結果を郵送するなど〕を具体的に書く）
9. 研究者の連絡先：（研究者の氏名，所属，職名，連絡先，連絡方法などを書く）

以上です．

図3-8　研究参加候補者への研究参加依頼書の例

Step 3　研究方法を考えるステップ

研究参加への同意書

　私は，看護研究 (研究テーマを書く) について文書を用いて説明を受け，本研究の目的と意義，研究期間と方法，本研究に関する倫理的配慮について理解しました．
　私は，下記の事柄について同意します．(同意する事柄に☑印をお願いいたします．)

　　　□インタビューに応じること
　　　□研究者がインタビュー内容を録音すること
　　　□インタビューの逐語録を確認すること

　　　　　　　　　　　　　　　　　　　　　平成　　年　　月　　日
　　　　　　　　　　　　　　　　　　　研究参加者(署名)＿＿＿＿＿＿

必要時，「観察されること」なども追加（研究参加者に何を依頼するかによって同意を確認する事柄も異なる）

　私は，看護研究 (研究テーマを書く) について文書を用いて，本研究の目的と意義，研究期間と方法，本研究に関する倫理的配慮について説明しました．
　　　　　　　　　　　　　　　　　　　　　平成　　年　　月　　日
　　　　　　　　　　　　　　　　　　　研究者(署名)＿＿＿＿＿＿＿

(以下，必要に応じて，研究参加者が希望する連絡方法と連絡先，インタビューの希望日時などを尋ねる欄をつくってもよい．その場合，研究参加者の個人情報[住所，電話番号，メールアドレスなど]は研究目的にのみ使用することを明記する)

＊同意書は2枚に署名していただき，1枚は「研究参加依頼書」とともに研究参加者にお渡しし，1枚は研究者が保管する．

図3-9　研究参加候補者への研究参加同意書の例

に述べましたので，参照してください．
　研究への協力参加依頼書や同意書，同意撤回書は，研究者と研究施設と研究参加者をつなぐ重要な書類です．自分の伝えたい内容が相手にきちんと伝わるように，明瞭に系統的に書くのがポイントです．図3-6～図3-10に一般的な書式を示しましたので，これを参考に自分で書いてみましょう．
　もちろんこの書式はいつでも使えるとはかぎりません．研究の内容や方法，研究協力施設や研究参加者の特徴に合わせてアレンジしてみてください．

5 〈倫理的配慮の方法〉を決めよう

同意撤回書

私は，(研究テーマを書く) への参加に同意し同意書に署名しましたが，その同意を撤回します．

　　　　　　　　　　　　　　　　　　平成　　年　　月　　日
　　　　　　　　　　　　　　　　　研究参加者(署名) ＿＿＿＿＿＿＿＿＿＿

本研究に関する同意撤回書を受領したことを証します．

　　　　　　　　　　　　　　　　　　平成　　年　　月　　日
　　　　　　　　　　　　　　　　　所属 ＿＿＿＿＿＿＿＿＿＿＿＿＿＿＿

　　　　　　　　　　　　　　　　　研究者(署名) ＿＿＿＿＿＿＿＿＿＿＿

＊いったん研究参加に同意した場合でも，同意を撤回することができます．この「同意撤回書」2部にご記入・ご署名いただき，研究者までお申し出ください．
＊研究者が同意撤回書を受領した後，2部に署名し，1部は返送いたしますので保管ください．
＊ただし，同意撤回書を受領した時点で，研究論文として公表していた場合やデータ（逐語録，カテゴリー・コード一覧表など）が完全に匿名化され，個人が特定できない状態等の場合には，データを廃棄できないこともあります．

〈同意を撤回する場合の連絡先〉
(研究者の氏名，所属，職名，住所，メールアドレスなどを書く)

日本赤十字看護大学研究倫理審査委員会2014年12月現在の様式を参照に作成

図3-10　同意撤回書の例

Review 1 質的研究の基本を振り返る

Step 1 質的研究とは何か？

ここまでお話ししたことを，簡単に振り返ってみましょう．最初にまずStep1では，質的研究とはどのようなもので，どんな特徴をもつのかを概観しました．質的研究には以下のような特徴があります．

> ①研究で扱おうとするデータが言葉（文字や文章）で表される
> ②研究参加者の目線で（自然な環境で）問いを明らかにする
> ③得られるデータに基づいて結果の枠組みが決まってくる

質的研究では，研究を始める前に，得られる結果の先読みをしません．先読みをしないということは，きっとこういう結果になるだろうという**「結果の枠組み」をもたずに研究に臨む**ということです．この特徴は，データが数で表される量的研究において，「結果の枠組み」（「概念枠組み」などとよばれます）に沿って研究が計画され，行われ，データが解釈されるのとは対照的です．

このことは逆にいうと，研究をしてみなければ結果がまるでわからないような事柄，たとえば，次のような現象を知りたいときに質的研究がピッタリあてはまる，ということを意味しています．

> ①未知な現象（Xとは何か？）を知りたいとき
> ②特異な現象（Xとはどんな体験なのか？）を知りたいとき
> ③ばらつきのある現象（Xにはどんなものが存在するか？）を知りたいとき
> ④不確かな現象（Xは確かなことなのか？）を知りたいとき

質的研究が探求する現象はこのように4つのパターンに分けられ，研究をとおして見えてくるものもそれぞれに異なります．ですが，**「多様で複雑な人間の体験への理解が深まる」**という点はすべてのパターンに共通しています．これが質的研究によって得られる成果です．

Step 2 研究テーマをしぼり込むステップ

続いてStep 2では，研究テーマをしぼり込むステップについてお話ししました．このステップは4つの段階から成り立っており，研究全体のプロセスの"はじめの一歩"にあたります．

① 〈研究上の関心〉に気づこう
　日々の看護のなかから自然にわき起こってくる疑問や関心に気づき，それを手がかりにする

② 〈研究課題〉を洗い出そう
　〈研究上の関心〉を取り巻くさまざまなトピックスを調べる

③ 〈研究問題〉を明確にしよう
　〈研究課題〉のうち，研究で追究すべき特定の関心領域を見きわめる

④ 〈研究目的〉を設定しよう
　研究をとおして見出したいことを明らかにする

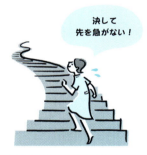

このような流れで進み，日ごろの看護実践をとおして感じ取った疑問や関心を，ていねいに〈研究目的〉まで洗練させていくのです．研究テーマをしぼり込むステップで注意したいことは，決して先を急がないことです．まだ実際にデータを収集したり分析したりしていないので，看護研究に取り組んでいるナースのなかには「早く切り上げて，次の段階に進まなくちゃ！」とあせる人がいます．

しかし，このステップを吟味せずにやり過ごしてしまうと——脅すつもりではありませんが——ほぼ間違いなくデータの収集や分析の段階でつまずきます．なぜなら，研究で追究すべき目的を明らかにできないからです．研究目的が明確になっていないと，次のような三重苦を背負うことになるのです．

> ①何がデータなのかが自分でもよくわからない
> ②なんとなくインタビューなどでデータらしきものを収集しても目的にかなうデータは得られない
> ③とりあえずデータは得られてもどのように分析すればよいかがわからない

そのため，〈研究上の関心〉，〈研究課題〉，〈研究問題〉の違いとその関係性を理解しておくことと，自分がいまどの段階にあるのかを自覚しながら〈研究目的〉へと着実につなげていくことが大切です．

Step 3 研究方法を考えるステップ

研究テーマをしぼり込むステップを登りつめ，研究目的をはっきりと言葉にできたところで，Step 3 では研究方法を考えるステップに入ります．

> ①〈研究期間〉を決めよう
> ②〈研究参加者〉を決めよう
> ③〈データ収集方法〉を決めよう
> ④〈データ分析方法〉を決めよう
> ⑤〈倫理的配慮の方法〉を決めよう

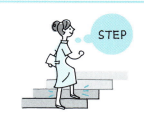

●〈研究期間〉を決めよう

研究でいう〈研究期間〉は，「研究で用いられるデータがいつ得られたものなのか」を示します．研究期間を明記していない論文を目にすることがありますが，これは決して望ましいことではありません．**データは時間を反映する**からです．

たとえば，同じ研究目的に沿って行ったインタビューでも，1 年前に行ったインタビューと 10 年前に行ったインタビューでは，そこで語られる内容はかなり異なるでしょう．研究をとおして明らかにしたい事柄が，時勢や季節など時間の影響を受けやすい事柄であればなおのこと，そのデータをいつ収集したのかという情報が重要です．

研究を計画する段階で，研究目的に即した研究期間を予定しておき，その予定に基づいてデータを収集しましょう．

● ⟨研究参加者⟩を決めよう

⟨研究参加者⟩について,「どのような人や物からデータを得るか」を検討します.質的研究の場合,⟨研究参加者⟩の代表的な選び方があります.

①便宜的標本抽出法：研究目的に関する情報を豊かに提供してくれそうな人を意図的に選び出す方法
②ネットワーク標本抽出法：少数の人のもつネットワークを手がかりにして多くの人を選び出す方法
③理論的サンプリング：分析結果の妥当性を確かめたいときや新たな観点がほしいというときに,うってつけと思われる人や状況を選んでいく方法

では,質的研究では⟨研究参加者⟩がどのくらい必要でしょうか.この問いに対して「○人」と即答するのは難しいことです.なぜなら,重視されるのは人数の多さではなくて「**データの飽和**」だからです.

「データの飽和」とは,新たなデータが得られたとしてもそれまでに得られたデータの繰り返しで,新たな情報の追加がないような状態のことをいいます.このような状態になったときに⟨研究参加者⟩の数は適切であると判断されますが,「データの飽和」が達成される人数は主に次の4つの要素によって左右されます.

①研究の範囲：範囲が広いほど広範な研究参加者が必要となる
②主題の複雑さ：主題が複雑なほど多くの研究参加者が必要となる
③データの質：質が高いほど少数の研究参加者で分析が可能となる
④研究デザイン：インタビューが多く設計されているほど少数の研究参加者で分析が可能となる

● ⟨データ収集方法⟩を決めよう

質的研究の⟨データ収集方法⟩には,大まかにいって,①**インタビュー法**,②**観察法**,③**文書や映像などを集める方法**,の3つがあり,それぞれ単独で行うこともあれば,組み合わせて行うこともあります.

インタビュー法は,①構造化インタビュー,②半構造化インタビュー,③非構造化インタビュー,の3タイプに分けられます.

構造化インタビュー：質問項目を並べた「質問票」に基づいて決まった順序で質問していきます．

半構造化インタビュー：質問項目を大まかに記述した「インタビューガイド」に基づいて研究者が質問を投げかけ，研究参加者がそれについて自由に答えるかたちです．

非構造化インタビュー：研究者は「手持ちのメモ」に基づいて最初に質問を投げかけるだけで，その後は研究参加者に語りたいことを語りたい順序で話してもらいます．

それぞれにメリットとデメリットがあるので，自分の研究目的や面接経験にいちばん適する方法を用います．

質的研究における観察法は，一般に，観察する場に研究者が身をおき，そこで知りえた事柄を記述していきます．研究者が研究参加者と意識的にかかわりをもとうとするか，逆に距離をおいて接するかによって，研究者としての立ち位置は4タイプに分かれます．

①完全な参加者
- 研究参加者と距離が最も近い
- 研究者は，観察される現象そのもの，または現象の一部となる

②観察者としての参加者
- 参加者としての役割に重きをおく
- 研究者は，参加者としての役割を果たすことに重きをおきつつ，意識的に観察を行い，その内容を記録にとどめる

③参加者としての観察者
- 観察者としての役割に重きをおく
- 研究者は，観察や記録を行うことに重きをおきつつ，研究参加者と自由に交わりあう

④完全な観察者
- 研究参加者と距離が最も遠い
- 研究者は，観察対象に気づかれたり，影響を与えたりしないようにする

これらのなかからどの立ち位置をとるかによって観察できる事柄もだいぶ異なってくるので，自分の研究目的に適したタイプを選択するとよいでしょう．観察において非常に大切なことは，観察した結果を上手に記録に残すことです．観察記録は，一般に以下のものから構成され，これらは総称して「フィールドノーツ」とよばれます．

> ①現場メモ
> ②清書版フィールドノーツ
> ③日記など

　文書や映像などからは，直接的な質問や観察では収集しにくい情報を得ることができます．入手可能で，倫理的にしかるべき配慮をすることができるのであれば，研究者はすすんで文書や映像などのデータを集めるとよいでしょう．

●〈データ分析方法〉を決めよう

　質的研究の分析は，次のような流れで進みます．

①データを文章に起こし，全体の感覚をつかもう

②データを適切な長さに区切ろう

③データの意味を発見しよう

④データやコードに戻って確認しよう

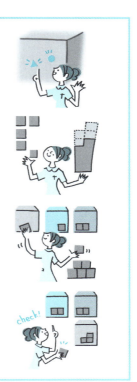

全体（発見される意味）と部分（データ）とのあいだを「行ったり来たり」する長くて緻密なプロセスを踏むので，一般に質的研究の分析には時間がかかります．このプロセスを滞りなく進行させ，かつ，よい分析を行うためのポイントは，**データ収集と分析を同時に行うこと**です．

　ある時点までに収集されたデータを分析し，もっとくわしく知りたいことは何かを明らかにして，さらに研究目的に適したデータを集めてくるのです．このプロセスを経て導き出されたものが，いわゆる研究の「結果」として示される部分です．

●〈倫理的配慮の方法〉を決めよう

研究参加者には4つの権利が保証される必要があります．

> ①危害を与えられない権利
> ②全面的な情報開示を受ける権利
> ③自己決定の権利
> ④プライバシーや匿名性，秘密が保護される権利

　研究を計画するときには，どうしたらこれらの権利を最大限に保証できるかを考え，そこで考えられたさまざまな工夫を書き表します．ナースが所属する病院や学校に「研究倫理審査会」のような組織がある場合には，必要な書類をそろえて提出し，研究計画に倫理的な問題がないかを第三者にチェックしてもらいましょう．そのときに必要となる書式の例をpp.84-89に紹介しましたので，参考にしてください．

Step 4

質的データを分析するステップ

Step4 ●質的データを分析するステップ

1 インタビューデータの紹介

質的データの分析
研究参加者にとっての体験の意味を見出すプロセス

　ナースのみなさんから寄せられる質問のなかでとくに多いものは，「質的データの分析って具体的にはどうやって行うの？」という問いです．そこで，Step4では質的データの分析方法について具体的にお話ししたいと思います．

　質的研究におけるデータ分析の特徴については，前述しました（pp.67-72参照）．要点だけ書くと数ページで終わってしまうこのプロセスでも，実際に行うとなると実にやっかいな道のりに思えるかもしれません．ひたすらデータやコードとのにらめっこが続く地味な作業ですし，数式を解くように1つの解答が見つかるわけではないので，まるで終わりのない旅のように心細く感じられることでしょう．

　このような長くて緻密な作業は，いったい何のために行っているのでしょうか．ひと言でいうなら，**データをじっくり読むことによって研究参加者が語ったことや行ったことの「意味」を見つけ出そうとしている**のです．「意味」とは一般に，「記号や表現によって表され理解される内容またはメッセージのこと」をいいます（広辞苑）☞．

> 新村出記念財団（2008）．広辞苑．第6版-DVD-ROM版，東京：岩波書店．

　つまり「意味」とは，語りや行動そのものではなくて，語りや行動が指し示している意図や目的，あるいは語りや行動からくみ取れる理由のことを指すと考えられます．**質的研究では，研究参加者の語りや行いが指し示す意図や目的，理由を発見しようとしている**，ということです．ではなぜ，そのような意味を見つけるために「データをじっくり読む」ことが必要なのでしょうか．わざわざ時間をかけてデータを読み返したり，区切ったりと面倒なことをしなくても，データを一読して直観さえすれば，それで十分なのではないでしょうか．

　この疑問について考えるためには，私たちが日ごろはたらかせている認識（物ごとのとらえ方）の特徴を考えてみる必要があります．私たちは，自分でほとんど気がつかないうちに，いろいろなことを自分の観点から考え，解釈しています．たとえば"水"があげられます．水は，私たちが生きていくために必要不可欠なものですが，いつでも欲しいと思っているわけではありません．のどが渇いたときや汚れた手を清めたいときには私たちは進んで水を探しに行きますが，のどが十分に潤っているときや手が清潔な状態のときは，私たちが水に寄せる関心はだいぶ薄くなります．

　このように私たちは日ごろ，自分の関心や必要性に基づいて物ごとを判断

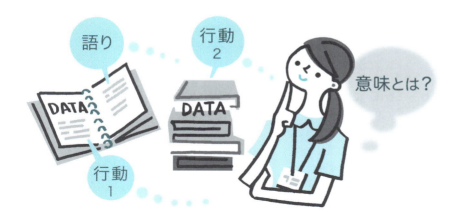

し，行動しています．こうした自然な態度は，もちろん研究をしているときにも現れてきます．データを読んだとき，自分にとって関心があるデータ，必要だと思われるデータのほうに，私たちはより引きつけられ，それらのデータを重要視しがちです．

　しかしながら，質的研究がめざすのは，先ほど述べたように研究参加者の語りや行いが指し示す意図や目的，理由を見出すことでした．知りたいのは，あくまで研究参加者にとっての語りや行いの意味であって，研究者にとっての意味ではありません．したがって，研究者が何に関心や必要性を感じているのかを自覚していないと，研究参加者にとっての意味を知りたいはずなのに，いつのまにか研究者にとっての意味にすりかわってしまう危険性があります．

　ところが，自分の関心や必要性というものは，ふだんはそれを自覚できないほど自分の認識にぴったりとはり付いているものです．そこで，自分の関心や必要性を意識的に自分から切り離すためには，それなりの工夫が必要です．その工夫が，先に述べた「データをじっくり読む」ことなのです．

インタビューデータの紹介

　データをじっくり読むための手法として，いろいろなデータ分析方法が編み出されています．どのような分析方法があり，どのように行うのかを理解するには，実際に分析をしてみることがいちばんです．そこで，筆者が考えた「架空のインタビューのデータ」を使って，質的データの分析プロセスを踏んでみます．これを読んだみなさんが，まるで自分が分析をしているかのように感じてくれたらいいなと思っています．

インタビューデータ

研究テーマ　"失敗に終わった看護"

A：インタビューを受ける研究参加者（ナース）
B：インタビューを実施する研究者

001　**B** ではAさん，これまでにAさんが体験し
002　た"失敗に終わった看護"についてお話し
003　いただけますか．
004　**A** んー……（3秒沈黙）．失敗と聞いて思い出
005　すのは，いまから15年も昔，看護師になっ
006　て5年目のころでしたね．患者さんはアル
007　コール依存があって，肝臓にトラブルが
008　……何の疾患だったか，どの程度だったか
009　は忘れてしまいましたけど，肝臓に問題が
010　あった方で．まだお若い，確か20歳代だっ
011　たと思いますが，男性でした．内科的に治
012　療をされて，まぁ寛解して退院になったんで
013　すが，その患者さんのお母さまと私がとて
014　も親しくなって．病室に行くたびにいろんな
015　お話をして，そのうちに私が看護師寮に住
016　んでるっていうことも話して．で，退院した
017　後，んー……たぶん1週間か2週間くらい
018　あとのことでしたけど，夜中に，そのお母
019　さまから私に急に電話がかかってきたんです．
020　**B** Aさんに電話が？
021　**A** あ，私が住んでた寮に電話があって，寮の
022　管理人さんが私に取り次いでくれて．電話
023　口でお母さまが，ひどくあわてた様子で
024　「息子が死にかけてるから，早く助けに来
025　てほしい」って言うんです．すぐに駆けつ
026　けなければと思って，住所を聞いて，自分
027　の車に飛び乗りました．家に着くと，息子
028　さんは口から白い泡を吹き，目を半開きに
029　して，青黒い顔で床に寝そべってました．
030　それは何ていうんでしょう……．とにかく
031　ゾッとする光景でしたね．お母さまは彼の
032　横にペタンと座ったまま，すこしも動くこ
033　とができず，口もきけない状態でした．
034　**B** お母さまはひどく気が動転していた……．
035　**A** ええ．で，ここで私は大きな失敗をしでか
036　しました．彼を，車の近くまでズルズル引
037　きずり，後部座席に横たわらせて，相乗り
038　して病院に向かってしまったんです．で，
039　車を走らせてすこし経ったころに突然ハッ
040　としました，私はいったいいま何をしてる
041　んだろう？って．もし彼が車中で死んでし
042　まったら私はどうなるんだろう？　もう看
043　護師を続けていられないだろうって考えた
044　ら，急に，とてつもなく怖くなって，ガタ
045　ガタ震えだしました．後部座席の彼はとて
046　も静かだったので，逆に気になってしよう
047　がなかった．心不全を起こしているんじゃ
048　ないかとか，嘔吐して窒息でもしてるんじ
049　ゃないかとか……．でも，とにかく恐ろし
050　くて，後ろを振り向いたり，彼に話しかけ
051　るなんてことは一切できませんでしたね．
052　**B** 車に乗せたときではなく，それからすこし
053　経って，車の中で，これは失敗だったと思
054　った…….
055　**A** そうなんです．車に乗せたときは，とにか
056　く無我夢中でした．とにかく私が彼を病院
057　に連れていかなくちゃって，それだけを考
058　えていたと思います．でもそれは，とんだ
059　間違いでした．
060　**B** とんだ間違い，というのは？
061　**A** そのとき私が思ったのはただひとつ，"救
062　急車を呼ぶべきだった"ということです．
063　私は自分の仕事の境界線というものを知ら
064　なかったんですね．しなければならないこ
065　と，してはならないことを知らなかったん
066　です．まあ，でも結果的に，私は何も処罰
067　されませんでした．実際には彼は何も問題
068　なく，救急外来で点滴しただけで元気にな
069　って，帰って行きましたから．もし何か起
070　きていれば，私の看護師生命は絶たれてい
071　たと思いますけど．
072　**B** 看護師としての仕事の範囲をわきまえて救
073　急車を呼ぶべきだったのに，自分の車で彼
074　を運んでしまったことが，とんだ間違いだ
075　ったと．
076　**A** 最初はその失敗に向き合うことに精一杯で

077 した．でもそのあと，失敗はそれだけじゃ
078 なかったっていう事実にも向き合わなくて
079 はいけませんでした．つまり「何が私の判
080 断を狂わせていたのか」という問題です．
081 冷静になって考えてみると，彼はただ酔い
082 つぶれていたんですね．でもお母さまから
083 電話があった段階で，私は彼がほんとうに
084 死んでしまうのではと感じました．彼のそ
085 の姿を一度も目にしてないのに，ですよ．
086 危機的状態にあったのは，実は彼ではなく
087 お母さまであって，私はすっかり巻き込ま
088 れていたんです．そして，お母さまが息子
089 に巻き込まれていることも，それまでの彼
090 の病歴を知っていれば，明らかなことでし
091 た．つまり，私たち3人は，互いに共依
092 存の関係だったんだと思います．
093 B Aさんはお母さまに巻き込まれていた……
094 　いつ，そのことに気づいたんでしょうか？
095 A すべてが終わってから，ですね．渦中にあ
096 　るときは，全然そんなふうに思っていなか
097 　ったんですけど，すべてが終わってしまっ
098 　てから，私は，そもそもなぜ彼女と仲良く
099 　なったのかなって考えてみたんです．
100 B はい．
101 A 彼女に初めて会ったころ，私は自分の職場
102 　にとても不満をもってました．なぜなのか，
103 　どんなきっかけだったのか，いまでもよくわ
104 　からないのですけど，あるときから職場の
105 　看護師たちが私を避けるようになったんで
106 　す．私生活だけだったらまだがまんできた
107 　のですが，申し送りなどで患者さんや家族
108 　の情報をわざと私に教えないことがあった
109 　のが，いちばんがまんならないことでした．
110 　いつのまにか私は病室にいることが多くな
111 　っていました，ナースステーションから逃げ
112 　るようにして．そんなとき，このお母さまに
113 　出会ったんです．母親として息子との関係
114 　でいだいていた孤独感や怒り，そして，そ
115 　ういう大変さを背負ってでも息子をサポー
116 　トし続けていることへの自負心のようなもの
117 　が，私の胸にすごく響いたのを覚えていま
118 　す．もしかしたら，私はお母さまに自分の境
119 　遇を重ね合わせていたのかもしれませんね．
120 B ふ～む…….
121 A でも私はこのとき，まだ大切なことを知り
122 　ませんでした．つまり，この母親と息子の
123 　共依存的な関係というものを，看護師はみ
124 　な知っていました，私を除いて．地域の保
125 　健師もこの親子を気にかけていて，病棟に
126 　何度か顔を出していたそうですが，そのこ
127 　とを私はほんとうに知りませんでした．ほ
128 　かの看護師たちが私に，彼の病歴とか家族
129 　背景とか，そういう情報を意図的に隠して
130 　いたのか，あるいは私が知ろうとしなかっ
131 　たせいなのか，いまになってはよくわかり
132 　ません．すべてが終わったあとに，師長か
133 　らこの話を聞いたんですが．とにかく私1
134 　人だけ，何も知らなかったわけです．
135 B 自分だけが知らなかったということを知っ
136 　たとき，どんな気持ちがしましたか．
137 A （5秒沈黙）虚脱感……でしょうか．ほんと
138 　うにがく然として，全身の力が一気に抜け
139 　ました．でも，何かが吹っ切れました．すぐ
140 　にその病院を辞める決断をして，新しい職
141 　場でやり直すことにしました．私自身がお
142 　かれた環境や，そこで生まれる感情が，患者・
143 　家族への看護にこんなにも影響するってこ
144 　とを自覚できたこと，それがこの失敗から得
145 　た収穫でした．そしてこの素晴らしい病院
146 　に出会い，看護師として働き続けられてい
147 　ることに，いまはとても幸せを感じています．
148 B 貴重なお話をありがとうございました．何
149 　か話し足りないことはありますか？
150 A いいえ，とくに……．十分に話せました．
151 B どうもありがとうございました．
152 〈インタビュー終了〉

なぜ"ナースの失敗"ととらえたか

　インタビューデータのもとになる研究テーマは，ナースが語る"失敗に終わった看護"です．ふつう"失敗"というと，「やってみたがなかなかうまくいかないことや何かをしそこなうこと」（広辞苑）という具合に，あまりよいイメージで語られるものではありません．ですが，同時に「失敗は成功のもと」ともいわれるように，それを反省し欠点を改めていけば，かえってよい成果が得られるというプラスの側面ももっています．

　最近では，こうした失敗の特性を理解し，不必要な失敗を繰り返すことなく失敗からその人を成長させる新たな知識を学ぼうとする動きがみられています．『失敗学のすすめ』（畑村，2005）☞は，"失敗から学ぶ"ことの意義や手法を体系的に記した興味深い本です．

☞ 畑村洋太郎（2005）．失敗学のすすめ．東京：講談社文庫．

　私たちが看護するなかでも，失敗を避けて通ることは難しいですね．看護は患者さんや家族という人間を対象にする仕事ですから，失敗は確かに望ましくありません．しかし，その失敗を忌み嫌ってばかりいては，失敗から学ぶことはできません．失敗を直視し，新たな発見というプラスの方向へ転じさせていくために失敗を活用していくことは，看護にとって大切なのではないでしょうか．

　そこで，どのような看護の体験を"失敗"ととらえているのかについて，ナースのAさんに研究者Bさんが行ったインタビューデータをもとに分析するプロセスを展開させていきます．

　ちなみに，この本でいう"失敗"とは，畑村氏の定義（畑村，p.25）にならって，「ナースがかかわって行うひとつの行為が，はじめに定めた目的を達成できないこと」あるいは「ナースがかかわってひとつの行為を行ったとき，望ましくない，予期せぬ結果が生じること」と定義します．

Step4 ● 質的データを分析するステップ

2 コード化とは

コード化とは
データをまとまりごとに分け，簡単な言葉で名前をつける

　データをしっかり読むことによって研究参加者が語ったことや行ったことの意味を見出すこと——これが，質的データを分析するときに私たちがめざすことだということを確認しました．いよいよ質的データ分析の実際に入ります．質的データを分析する方法には，その考え方から手順まで，さまざまなものがあります．しかし，大きくみれば共通する点があり，この本では主にそれらを扱っていきます．では，分析の第一歩である，コード化のお話から始めましょう．

　まず，インタビューの抜粋を読んでみてください．これは，ナースAさんが，自身の"失敗に終わった看護"について語ったインタビューデータの一部です．インタビューデータの全文はpp.100-101に掲載されています．ポイントをしぼり，理解しやすいようにBox.1にデータを抜粋しました．

●ナースAさんが語ったこと

　Aさんはこの出来事の前に，当時勤めていた内科病棟で，アルコール依存症患者である「彼」の看護をしていました．「彼」が退院して1〜2週間が過ぎたころ，「彼」の母親からAさんに電話があり，「息子が死にかけてるから，早く助けに来てほしい」と言われました．Aさんは自家用車で「彼」と母親が住む家に行き，「彼」を車に乗せると，病院へとひた走ったのでしたが……．

> **Box.1** インタビューデータの抜粋
>
> ……ここで私は大きな失敗をしでかしました．彼を，車の近くまでズルズル引きずり，後部座席に横たわらせて，相乗りして病院に向かってしまったんです．で，車を走らせてすこし経ったころに突然ハッとしました．私はいったいいま何をしてるんだろう？って．もし彼が車中で死んでしまったら私はどうなるんだろう？　もう看護師を続けていられないだろうって考えたら，急に，とてつもなく怖くなって，ガタガタ震えだしました．後部座席の彼はとても静かだったので，逆に気になってしようがなかった．心不全を起こしているんじゃないかとか，嘔吐して窒息でもしてるんじゃないかとか……．でも，とにかく恐ろしくて，後ろを振り向いたり，彼に話しかけるなんてことは一切できませんでしたね．

●コード化の実際

　Aさんの興味深い語りから，私たちはどんな意味を見出すことができるでしょうか？　そしてその意味は，どのようにすれば見出せるのでしょうか？　まず何から始めればよいのでしょうか？　その答えがコード化（コーディングともいいます）です．**コード化とは，質的データを意味のまとまりごとに分け，1つずつその意味を表す名前をつけて，そのデータが何に関するものなのかを明らかにする過程です**．では実際に，コード化の例をみてみましょう．Box.2の左欄がインタビューデータ，右欄がコードです．

Box.2　コード化の例

インタビューデータ	コード
ここで私は大きな失敗をしでかしました．彼を，車の近くまでズルズル引きずり，後部座席に横たわらせて，相乗りして病院に向かってしまったんです．で，車を走らせてすこし経ったころに突然ハッとしました，私はいったいいま何をしてるんだろう？って．もし彼が車中で死んでしまったら私はどうなるんだろう？　もう看護師を続けていられないだろうって考えたら，急に，とてつもなく怖くなって，ガタガタ震えだしました．後部座席の彼はとても静かだったので，逆に気になってしょうがなかった．心不全を起こしているんじゃないかとか，嘔吐して窒息でもしてるんじゃないかとか……．でも，とにかく恐ろしくて，後ろを振り向いたり，彼に話しかけるなんてことは一切できませんでしたね．	大きな失敗をする 彼を車の近くまで引きずる 彼を後部座席に横たわらせる 彼と相乗りして病院に向かう 車で走ったすこしあとに突然ハッとする： 　私はいまいったい何をしているのか 　彼が死んだら私はどうなるのか（看護師を続けられないだろう） 急にとてつもなく怖くなり震えだす 静かな彼の様子が気になってしかたない： 　心不全を起こしていないか 　嘔吐で窒息を起こしていないか とにかく恐ろしい： 　後ろを振り向けない 　彼に話しかけられない

2 コード化とは

●土台となるアイデアをかたちづくる

　質的データの分析は，ほとんどすべての場合，このようなコード化に始まります．コード化は，データをまとまりごとに分け，簡単な言葉で名前をつけて，それぞれのまとまりを解釈するための抽象的な考えを生み出せるよう，分析的な取っかかりを提示する作業なのです（Charmaz, 2006/2008, p.53）☞．

　このコード化の作業が，さらに新しい分析の視点を導き出したり，もっと必要なデータを指し示したり，理論的な解釈を導いたりします．したがって，コード化は，単なる始まり以上のもの（Charmaz, p.54）であり，分析を組み立てるうえで土台となるアイデアをかたちづくるもの，といえるでしょう．コード化は少なくとも，①洗い出し，②まとめ上げの2つの段階から成り立っています☞．

①**洗い出し段階のコード化**：データを注意深く読み，意味のまとまりに沿って区切り，データに忠実な名前をつけます．**Box.2** は，洗い出し段階のコード化の一例です．

②**まとめ上げ段階のコード化**：膨大な数のコードを分類し，整理し，統合して，それらのコードに共通して見出される意味を表す名前をつけます．

　どちらの段階においても，**コードはデータからつくられる**ということを忘れないでください．つまり，先入観で"こうだろう"と想定したコードや，すでに理論的にその存在が証明されているコードをあらかじめ用意したり，そこにデータをあてはめていったりするのではなく，データ上に見えるものを定義づけることによってコードをつくりだしていくのです．データをていねいに読み，意味を定義づけていくなかでコードは浮かび上がってきます．

　ではまず，洗い出し段階のコード化についてくわしくみてみましょう．

Point!
データ上に見えるものを定義づける

　先入観で"こうだろう"と想定したコードや，すでに理論的にその存在が証明されているコードをあらかじめ用意したり，そこにデータをあてはめていったりするのではなく，データ上に見えるものを定義づけることによってコードをつくりだしていく．

Charmaz K（2006）/ 抱井尚子，末田清子監訳（2008）．グラウンデッド・セオリーの構築──社会構成主義からの挑戦．京都：ナカニシヤ出版．

コード化を，この2つの段階から成り立つとする考え方は，グラウンデッド・セオリーのコード化における論理を参考にしています．①洗い出し段階のコード化は，オープン・コーディング（Strauss & Corbin, 1998/2004）やイニシャル・コーディング（Glaser, 1978）に相当し，②まとめ上げ段階のコード化は，アクシャル・コーディングやセレクティブ・コーディング（Strauss & Corbin, 1998/2004），フォーカスド・コーディングやセオレティカル・コーディング（Glaser, 1978）に相当するととらえています．なお，Saldaña（2013）が定義する第1サイクルのコード化は①洗い出し段階のコード化に，第2サイクルのコード化は②まとめ上げ段階のコード化に，それぞれ対応します．

Strauss A & Corbin J（1998）/ 操華子，森岡崇訳（2004）．質的研究の基礎──グラウンデッド・セオリー開発の技法と手順．東京：医学書院．

Glaser BG（1978）．Theoretical Sensitivity. Mill Valley, CA：The Sociology Press.

Step4 ●質的データを分析するステップ

3 洗い出し段階のコード化

洗い出し段階のコード化
データの中にある可能性をすくい上げ，余分な部分をそぎ落とす

　洗い出し段階のコード化は，その名が示すとおりに，データを「洗い出す」ことに重きをおきます．データを「洗い出す」とは，データのなかにあるどのような可能性もすくい上げ，かつ余分な部分をそぎ落とすことを意味します．

　この洗い出し段階はちょうど，料理の下ごしらえの過程に似ているかもしれません．煮物などをつくるとき，火の通りにくい根菜の角の部分を"面取り"したり，味がしみやすいように包丁で筋を入れたりすることがありますね．野菜と同じくデータにも，料理しやすい状態のものとそうでないものとがあります．できるかぎり，どのデータも，素材のもつ可能性を引き出し，持ち味が引き立つように，泥を洗い流し，合理的な大きさに切り分け，余分な部分をていねいにそぎ落としていくのです．すこし面倒かもしれませんが，今後データの分析を進めていくうえで，このひと手間は非常に大切です．

　データを「洗い出す」ためのコード化を成功させる，4つのポイントがあります．これらのポイントについて，以下に説明します．

①適切な長さに切り分けよう　　②データに忠実でいよう
③データを比較しよう　　　　　④こだわりのない心をもとう

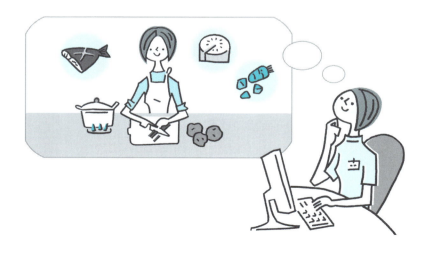

3 洗い出し段階のコード化

ポイント1 適切な長さに切り分けよう

●よいコード化とは

ポイントの1つ目は「適切な長さにデータを切り分ける」ことです．Box.2のコード化の例（p.104参照）で，私はBox.3のように切り分けました．

Box.3 どの長さが適切か？

短めに切り分けた場合

インタビューデータ	コード
ここで私は大きな失敗をしでかしました①．彼を，車の近くまでズルズル引きずり②，後部座席に横たわらせて③，相乗りして病院に向かってしまった④んです．	大きな失敗をする① 彼を車の近くまで引きずる② 彼を後部座席に横たわらせる③ 彼と相乗りして病院に向かう④

インタビューデータに，「彼を，車の近くまでズルズル引きずり，後部座席に横たわらせて，相乗りして病院に向かってしまったんです」という1つの文章があります．この部分のデータから，私は下線部②③④のように3つのコードを導きました．しかし，コード化はこればかりではありません．たとえば，Box.4のように，長めに切り分けることもできます．

Box.4 どの長さが適切か？

長めに切り分けた場合

インタビューデータ	コード
ここで私は大きな失敗をしでかしました①'．彼を，車の近くまでズルズル引きずり，後部座席に横たわらせて，相乗りして病院に向かってしまった②'んです．	大きな失敗をする①' 彼を車の近くまで引きずり，後部座席に横たわらせ，相乗りして病院に向かう②'

Step 4 質的データを分析するステップ

Box.4のコード②'は"彼を車の近くまで引きずり，後部座席に横たわらせ，相乗りして病院に向かう"というものです．このコード②'と，Box.3のコード②③④を見比べてください．どちらがわかりやすいでしょうか？　おそらくどちらの場合にも一長一短あるかと思います．

　コード②'では，Aさんの行為の流れがわかりやすいのですが，その行為が具体的にどんな行動で成り立っていたのかを見落としやすいといえるでしょう．

　コード②③④は，短く区切られている分，Aさんの行為を成り立たせる具体的な行動がわかりやすい一方で，行為の流れがわかりにくいのではないかと思います．

●切り分ける長さは研究目的に応じて

　どちらがよいコード化なのでしょうか？　それは，その研究が明らかにしたいこと，すなわち研究目的によって決まります．もし，"失敗に終わった看護"の内容とその多様性に興味があるとすれば，あまり細かくなく，エピソードの起承転結に重きをおいて長めに区切っているコード②'のほうがわかりやすいでしょう．

　そうではなくて，"失敗に終わった看護"を生じさせた行為のプロセスに興味があるのであれば，エピソードの起承転結だけではきめが粗すぎるので，短めに区切ったコード②③④のように，行為を成り立たせる行動を提示するほうがわかりやすいでしょう．

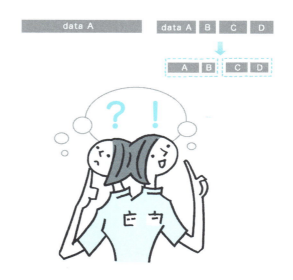

3 洗い出し段階のコード化

ポイント 2　データに忠実でいよう

要約しすぎず，具体的描写・ニュアンスを拾い上げる

　洗い出し段階のコード化は，その名が示すとおりに，データを「洗い出す」こと，つまりデータのなかにあるどのような可能性もすくい上げ，かつ余分な部分をそぎ落とすことに重きをおきます．そのためには洗い出し段階のコード化を成功させるポイントである，データから離れないことが大事です．

　Box.1（p.103参照）では，ナースAさんが，自身の"失敗に終わった看護"について語ったインタビューデータの一部を紹介しました．Box.2～4（pp.104-107参照）では，適当な長さに切り分けることについて解説しました．さて次のステップです．あなたなら，こうしたデータにどのようなコードをつけるでしょうか？　私はまず，Box.5に示したように，できるだけデータに忠実な名前をつけてみました．

Box.5　どのような名前が適切か？

データに忠実な場合

インタビューデータ	コード
車を走らせてすこし経ったころに突然ハッとしました①．私はいったいいま何をしてるんだろう②？って．もし彼が車中で死んでしまったら私はどうなるんだろう？　もう看護師を続けてられないだろう③って考えたら，急に，とてつもなく怖くなって，ガタガタ震えだしました④．	車で走ったすこしあとに突然ハッとする①： 私はいまいったい何をしているのか② 彼が死んだら私はどうなるのか（看護師を続けられないだろう）③ 急にとてつもなく怖くなり震えだす④

Box.5のコード①②③④を，Box.6のようなコードに変えてみたらどうでしょうか？

> **Box.6** どのような名前が適切か？
>
> **データに忠実ではない場合**
>
> | インタビューデータ | コード |
> |---|---|
> | 車を走らせてすこし経ったころに突然ハッとしました①．私はいったいいま何をしてるんだろう②？って．もし彼が車中で死んでしまったら私はどうなるんだろう？　もう看護師を続けてられないだろう③って考えたら，急に，とてつもなく怖くなって，ガタガタ震えだしました④． | 車中であれこれ考える①'
恐怖に包まれる④' |

●要約しすぎない

　Box.6のコード①'では，Box.5のコード①②③をひと言で名づけています．一見，すっきりしてわかりやすいように思えます．でも，「車中であれこれ考える」といった場合に，インタビューデータ①②③にある具体的な描写やニュアンスが，きれいさっぱりそぎ落とされてしまっていることに注目してください．

　「車を走らせてすこし経ったころに」というBox.5データ①の描写は，Box.6のコード①'では「車中で」のひと言に置きかわっていますね．「車を走らせてすこし経ったころに」というデータからは，車を走らせてすこしのあいだ，Aさんは無我夢中で行動していたように思えるニュアンスが伝わってきます．が，そのニュアンスが，コード①'にある「車中で」だけではなかなか伝わりません．

　また，「突然ハッとしました」というBox.5のデータ①を見てください．Box.6のコード①'では「あれこれ考える」になっていますね．「突然ハッとした」という事実はコード①'では消されてしまいました．

　さらに，データ②③にみられる，「私はいったいいま何をしてるんだろう？」「もし彼が車中で死んでしまったら私はどうなるんだろう？」というAさんの生々しい心の声は，Box.6のコード①'では「あれこれ」のひと言に要約されてしまいました．

●具体的な描写・ニュアンスを拾い上げることの重要性

　データの洗い出しの段階では，データの余分な部分をそぎ落とすことは必要ですが，ただおおまかに述べればよいとか，抽象的に表現すればよいといったことではありません．データのなかには，最初に読んだときはピンとこなかったけれど分析を続けていくとしだいにその重要性が浮きぼりになってくる，というものがよくあります．そういう隠れた重要性を大切にして，データに現れている具体的な描写やニュアンスは，できるかぎりていねいに拾い上げ，コード名に上げるように心がけましょう．

　改めてBox.5のコード①②③④を読んでみると，Box.6のコード①'④'に比べて，データに忠実に名前をつけていることが実感できるでしょう．洗い出し段階で，データがコードとして上がってこなければ，そのデータは分析の対象からはずされてしまい，それ以後，日の目を見ることがなくなってしまいます．

　そのため"データ・ニア"（データに忠実で，データから離れない）であることは，洗い出し段階のコード化の過程でとても大切なのです．

データに忠実であることの大切さ

　洗い出し段階のコード化において，データに忠実であることの大切さは，いくら強調してもし過ぎることはありません．

　データに忠実であることによって，研究参加者が行ったことや考えたこと，感じたことの基本的なプロセスが明らかになり，そこで何が起きていて，それが何を意味するのかをより深く理解することができるようになります．

Point!
洗い出し段階のコード化で大切なこととは

もとのデータをただおおまかに述べたり，抽象的に表現したりするのではなく，"データ・ニア"であることは，洗い出し段階のコード化の過程でとても大切です．

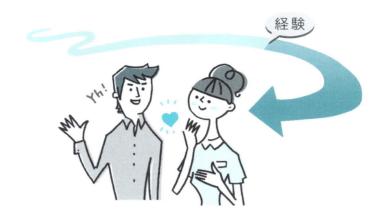

　このようなコードは，研究参加者の世界観のなかで分析を進めることを支えます（Charmaz，2006／2008，pp.65-66）☞．

Charmaz K（2006）／抱井尚子，末田清子監訳（2008）．グラウンデッド・セオリーの構築——社会構成主義からの挑戦．京都：ナカニシヤ出版．

　コード化はまた，研究参加者が自分で解釈しているのとは違う新しい方法で，データについて考えることも可能にします．あなたの分析的な見方や専門分野の知識が加わることによって，研究参加者が考えもしないような方法で，研究参加者の行為や言動の意味を吟味し，新しい洞察を加えることができます．研究者は，見慣れた，ルチーン化された日常的なものを取り出し，それをなじみのない，新しいものにしなくてはならないのです（Thomas, 1993）☞．

Thomas J（1993）．Doing critical ethonography. Newbury Park, CA：Sage.

　あなたにはこんな体験がありませんか？　昔からよく知る人なのに，自分がなんらかの経験をしたあとにその人に出会ったとたん，以前とは違う心のときめきを感じてしまう．いわゆる"恋の始まり"ですが，そのときめきは，昔からよく知る人の行為や言動の意味を吟味し，新しい洞察を加えるうえで，あなたの経験がひと役買って起きたものです．心がときめくためには，あなたは昔からよく知る人といったん距離をおく必要があったのです．

　データに忠実にコード化する作業も，これとよく似ています．データに忠実なコード化は，見慣れたものに新たな光を照らす助けをします．その意味で，コード化とは，研究者のもつ先入観や研究参加者が当然と思っている前提から距離をおくための，1つの「装置」であるといえます．より精度の高い「装置」となるように，研究参加者の言葉をていねいに扱い，そしてデータに忠実なコードをつけてください．

陥りがちな問題

　データに忠実であることと忠実でないことの違いや，データに忠実であることの大切さについては，先に述べたとおりです．では，いったいどのようなときに私たちは，データに忠実でないコード化をしてしまうのでしょうか？　その要因がわかれば，それを自覚することで，データに忠実でなくなってしまう過ちをおかしにくくなることでしょう．「データに忠実でないコード化をしてしまうとき」は，次のように大別することができるでしょう．

● 研究参加者の行為や言葉に対する感受性が鈍っているとき

　人は，体調を崩していたり心理的に落ち着かなかったりして集中力に欠けているとき，すべてのことが面倒に感じられ，大ざっぱにしか物ごとを考えられなくなります．そのようなときは，どんなに質的データ分析にたけた人でも，研究参加者の行為や言葉をていねいに拾い上げ，吟味することはできないでしょう．データ分析は，データが研究者に語りかける微妙なニュアンスを，余すところなく，ていねいにすくい取るという緻密で根気のいる作業です．ですから，データ分析の集中力を高めるには，研究者の心身が安定していることが非常に大切な要素なのです．

　研究者だって生身の人間です．集中力の欠如は，身体や心が「休みたい」，あるいは「いまは別のことに取り組みたい」というサインですから，そんなときに質的データの分析は無理です．心身のコンディションを整えたのち，感受性を研ぎ澄ませてから取り組みましょう．

● 研究者のアイデアを無理に抑え込もうとするとき

　研究参加者の行為や言葉への感受性を高める要因は，心身の状態だけにあるのではありません．あなたはこれまで，自分が勉強したことや経験したことについては，そうでないことよりも深く多面的に考えられた，という体験をしたことがありませんか？

　研究においても同様です．研究者のもつ専門的知識や個人的な経験に基づき，データの意味や重要性を敏感に感じとることはとても大切です．専門的知識や個人的な経験を武器にして，重要なデータと重要ではないデータを識

> Holloway I & Wheeler S (2002)／野口美和子監訳 (2006). ナースのための質的研究入門. 第2版, 東京：医学書院.

別し，そのものの意味を見抜くためには，「理論的感受性」とよばれるものが必要なのです（Holloway & Wheeler，2002／2006, p.153）☞.

たとえば，研究者Cさんは以前，患者Dさんの看護に夢中になり，ほかのことが見えなくなるという経験をしました．研究者Cさんは，その看護に夢中になっている最中には自分の行為に何の疑問もいだかなかったけれど，あるとき突然，神から啓示を受けるかのようにそれが失敗であったと悟り，自分自身の行為に不可思議な印象をいだいたことがありました．こうした経験のある研究者は，経験のない研究者よりも，"失敗に終わった看護"について研究するにあたり，「あるとき急に失敗を悟る」プロセスに注目することができるでしょう．その結果，インタビューデータにある「突然ハッとしました」という言葉に注目して**Box.5**のコード①をつくったり，「私はいったいいま何をしてるんだろう？」「もし彼が車中で死んでしまったら私はどうなるんだろう？」というナースAさんの生々しい心の声を，コード②③のようにていねいに拾い上げたりすることができます．

こうしたことから，コード化のプロセスでは，あなたがあらかじめもっている専門的知識や個人的な経験，あるいはそこから生まれてくるアイデアを大いに活用するとよいと思います．そして，データが語りかける意味を存分に感じとってください．たとえ，あなたのアイデアがデータを正確に映し出すものでなかったとしても，そのアイデアをすぐに却下してはいけません．どこかにメモをして，忘れないでください．あなたのアイデアは，まだ完全に表面化されていないだけでデータの中に隠されている意味や行為に基づいているものかもしれず（Charmaz, p.63），データ分析が進むにつれてしだいに重要性を帯びてくるものかもしれないからです．

●研究参加者の行為や言葉を研究者の先入観で判断してしまうとき

ただし，あなたのもつ知識やアイデアが，データに忠実なコード化を行う際の妨げになることもあります．それは，研究参加者の行為や言葉の意味を，あなたの先入観，つまり思いこみや決めつけのみで判断してしまうときです．

たとえば，研究者Dさんは，「看護が失敗に終わるのは，ナースが自分の欠点やクリアできていない問題を受け入れていないためだ」という先入観が強いとします．すると研究者Dさんは，研究参加者の語りのなかから，「自

分の欠点やクリアできてない問題を受け入れていない」という解釈につながる要素だけを探し出してしまうでしょう．そして，自分の先入観が正しいことを証明するようなコードを付けてしまう可能性があります．

　たとえば，Box.5のインタビューデータ④「急に，とてつもなく怖くなって，ガタガタ震えだしました」について，研究者Dさんは，「受容できてない過去の自分を思い，恐怖に震える」というコードを付けるかもしれません．でも，ナースAさんに「受容できていない過去の自分」があるかどうかは，ここでの語りからは明らかではありません．

　研究参加者が，人生における重要な「事実」を抑圧したり否定していると決めつけることは避けてください．その代わりに，研究参加者の態度や行為をあなたの先入観だけで判断する前に，研究参加者がどのように自分の状況を理解しているかを探りましょう．研究参加者の目をとおして世界を見ることや研究参加者の経験を理解することは，新鮮な洞察をもたらすことでしょう（Charmaz, p.63）．

　データのなかにみえるものは，部分的には研究者の過去の観点によるところがあります．その観点を真実としてみることよりも，より多くの視点の1つを述べているに過ぎないと考えるようにしてください．そうすることで，あなたが使用し，データに押しつけていたかもしれない概念に対して，より自覚的になることができるでしょう（Charmaz, p.63）．

Point!
データに忠実ではないコード化をしてしまうピットホールとは

- 研究参加者の行為や言葉に対する感受性が鈍っているとき
- 研究者のアイデアを無理に抑え込もうとするとき
- 研究参加者の行為や言葉を研究者の先入観で判断してしまうとき

ポイント 3 データを比較しよう

「比較」とは

● "comparison" と "contrast" から考えてみよう

洗い出し段階のコード化を成功させるポイントの3つ目としてあげられるのが「データを比較する」ことです．非常にシンプルですが，創造的なアイデアの発展につながる可能性を秘めたテクニックなので，ぜひ身につけたいものです（戈木，2008, p.26）．データの比較には，大きく分けて次の3つのパターンがあります．

> ①研究参加者のデータを研究者のアイデアと比較する
> ②研究参加者のあるデータと同じ人の別のデータを比較する
> ③ある研究参加者のデータを別の研究参加者のデータと比較する

これらのうち，洗い出し段階のコード化で大切なのは，①のパターンです（②と③は質的データの分析の第2段階であるまとめ上げの段階のコード化で必要になります）．

●「違い」を探し出すことも「似ている点を見つけること」も重要

ところで，「比較」とは，何をどうすることなのでしょうか？　多くの方は，「あるもの（Aとします）と別のもの（Bとします）とを見比べて，両者の違いを見つけること」と答えることでしょう．この定義では，AとBの「違い」という点に力点がおかれています．実際のところ，「データの比較」は，データとデータ，あるいはデータとアイデアとの「違い」を探し出す作業であることは確かです．ですが実は，「違い」を見出すことと同じくらい重要なことがあります．それは「似ている点を見つけること」です．

戈木クレイグヒル滋子編（2008）．質的研究方法ゼミナール増補版──グラウンデッドセオリー・アプローチを学ぶ．東京：医学書院．

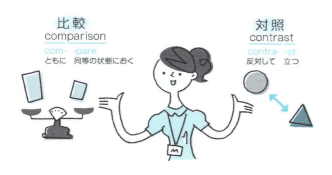

●「比較」「対照」の語源から考える

〈"compare" とは〉

　似ている点を見つけることがなぜ大切なのかは，「比較」を意味する英単語"comparison"の語源にさかのぼると，より理解しやすいでしょう．"comparison"の動詞は"compare"ですが，このうち"com-"は「ともに」を意味する接頭辞で，"pare"は「同等の状態におく」を意味する語幹です．したがって，もともと"compare"には「何かをともに同じ状態におく」とか「何かと何かを組み合わせる」といった意味をもつ言葉であり，どちらかというと「違い」よりも「ともに」や「同じ」に力点があると考えられます．

〈"contrast" とは〉

　「比較」に類する単語として，「対照」を意味する英単語"contrast"という言葉があります．"contra-"は「反対して」を意味する接頭辞で，"st"は「立つ」を意味する語幹です．したがって"contrast"には元来「何かを反対の立場に置く」とか「差を際立たせる」といった意味をもつ言葉であり，どちらかというと「同じ」よりも「違い」や「差異」に力点があることがうかがえます．

〈比較対照という言葉もある〉

　こうしたことを考えますと，私たちが「比較」という語から想像する「違いを見出す」イメージは，本来は「対照」という語に近いイメージだと考えられます．日本語では「比較対照」という言葉もよく使いますから，「比較」と「対照」をことさら区別せずに，似たような言葉ととらえている可能性もあるでしょう．

　しかし，質的データの分析方法として「データを比較する」場合には，「比較」のもともとの意味である「似ている点を見つけること」を実践することがカギとなります．

データとアイデアを比較する方略

　洗い出し段階のコード化において大切な,「研究参加者のデータを研究者のアイデアと比較する」とは具体的にどういうことなのかを考えてみたいと思います．題材とするのは，ナースAさんが自身の"失敗に終わった看護"について語ったインタビューデータの一部です（**Box.7**，全文は pp.100-101 参照）．Aさんは，当時勤めていた内科病棟で，アルコール依存症の患者の看護をしていました．

Box.7 インタビューデータの抜粋

……その患者さんのお母さまと私がとても親しくなって，病室に行くたびにいろんなお話をして，そのうちに私が看護師寮に住んでるっていうことも話して．で，退院したあと，んー……たぶん1週間か2週間くらいあとのことでしたけど，夜中に，そのお母さまから私に急に電話がかかってきたんです．（中略）すぐに駆けつけなければと思って，住所を聞いて，自分の車に飛び乗りました．

●研究者Bさんのアイデアの例

　研究者Bさんは，Aさんのインタビューを終え，このインタビューデータを読みながら，ふと思い出したことがありました．

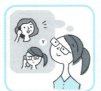

アイデア1
自分の経験とデータとのあいだに共通点を見出す

そういえば私も，退院したばかりの患者さんから，深夜，私の住んでた看護師寮に電話をもらったことがあったっけ．

> さらにBさんは，当時の思いをありありと感じ始めました

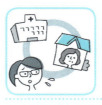

アイデア2
自分の経験を吟味する

あのときはなんだかとても怖かった．深夜という時間帯のせいもあったのかもしれないけれど……．病院を離れた環境で患者さんとつながるっていうことに恐怖を感じた．「そこまで責任もてないよ」っていう負担感とか，「何かあったらどうしよう」っていう不安感だったのかな．

> そのため，Aさんが語った「すぐに駆けつけなければと思って，住所を聞いて，自分の車に飛び乗りました」というところに引っかかりを感じました

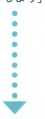

アイデア3
データに違和感をいだく

私の場合は，緊急の連絡じゃなかったからそのまま電話を切ったけれど，Aさんは夜中にたった1人で車を走らせた．とても勇敢で献身的な行為とは思うけれど，ふつうここまでするかな？ 怖くなかったのかな？

> この引っかかり感について，Bさんはさらに次のように考えました

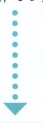

アイデア4
違和感を関心に変える

Aさんの行為を駆り立てた感情とか思いってなんだろう？ そういう感情とか思いをいだく背景には何があったんだろう？

●一つひとつのアイデアを整理すると

研究者Bさんの心のつぶやき（アイデア）を整理してみましょう．

アイデア1：主にAさんと自分の共通点に着目していますね．つまり，①患者の退院後，②深夜に，③看護師寮に，④電話がかかってきたこと，などです．

アイデア2：そのときの自分の感情を吟味しています．Bさんの体験を包んでいた気分は「病院を離れた環境で患者とつながることに対する恐怖感」でした．

アイデア3：こうした感情をふまえてAさんのインタビューデータを読んだときにいだいた違和感，それが「ふつう，ここまでするかな？」「怖くなかったのかな？」という言葉で表されているものです．

アイデア4：Bさんはデータに対する違和感をさらに吟味して，Aさんの感情や思いとその背景に関心を寄せています．

●〈違和感〉から〈関心〉への変換がカギ

洗い出し段階のコード化の過程では，**アイデア3**から**アイデア4**にみられるような〈違和感〉から〈関心〉への変換がとても大切です．〈違和感〉をそのままにしておけば，研究参加者に対する心理的な距離感だけが残り，研究参加者の視点で研究参加者の生きる世界を眺めてみるという質的研究の特徴を生かすことができないまま，データ分析が終わってしまう可能性があります．

けれども，ここで〈関心〉へと変換することができれば，研究参加者の生きる世界への関心が高まり，データを分析するために必要な研究参加者の視点を，より多く獲得することができるでしょう．

●「比較」は「相似」から始まる

ところで，〈違和感〉から〈関心〉に変換するためには，まずもって，インタビューデータを読んだときに自分の中に生じる〈違和感〉をしっかり自覚できることが必要ですね．そのようなデータへの〈違和感〉を自覚するためには，**アイデア2**にみられるように研究者自身の体験を吟味することが必要となります．そして，このような体験の吟味は，**アイデア1**にみられるように，

自分の体験とデータとのあいだに共通点を見出すことから始まるのです．

冒頭に，「データを比較する」場合には，「似ている点を見つけること」がカギであると述べましたが，その理由がこの具体例からわかっていただけたでしょうか．「比較」は「相似」から始まるのです．

データをアイデアと比較することの大切さ

●データへの感受性を高める

洗い出し段階のコード化において，得られたデータを研究者のアイデアと比較することがなぜ大切なのでしょうか？ それはもう「データへの感受性を高めるため」のひと言につきます．私たちはふつう，自分が経験したことや勉強したことについては，そうでないことよりも深く多面的に考えることができます．研究においても同様で，研究者のもつ個人的な経験や専門的知識は，データの意味や重要性を感じとるきっかけをつくってくれます．

重要なデータとそうでないデータを識別したり，そのデータの背景にあることがらを明らかにしていくためには，データのさし示す意味を敏感に察知できる研究者の感受性がとても必要です．そうした感受性は，ナースのもつ個人的経験や専門的知識によって高められることが，先行研究でも示唆されています（谷津，1999） ．

谷津裕子（1999）．看護における感性に関する基礎的研究——「看護場面的写真」を鑑賞する看護者の反応の分析．日本看護科学学会誌，19(1)，71-82．

●個人的な経験や知識をコード化に活かす

研究者の感受性が豊かであれば豊かなだけ，データに示されている語句や言いまわし，語る内容や順序に対して研究者が敏感になり，よりこまやかで妥当なコードをつけることができるでしょう．コード化のプロセスでは，あなたがあらかじめもっている個人的な経験や知識，あるいはそこから生じるアイデアを大いに活用するとよいと思います．

けれども，研究者の個人的な経験や専門的知識がコード化のいちばんの手がかりではないことに注意しましょう．

●研究参加者の視点や行為に関心を寄せる

洗い出し段階のコード化の過程では〈違和感〉から〈関心〉への変換がとて

も大切だということと，〈違和感〉をそのままにしておけば，研究参加者に対する心理的な距離感だけが残るということを話しました．研究者が自身の経験や知識を重要視しすぎて，データとのあいだに生じる〈違和感〉にとらわれてしまうと，研究参加者がなぜそういう行為をしたのか，研究参加者がなぜそうした視点をもつに至ったのか，といった大切なことがらに関心をもちにくくなってしまいます．

　研究者が最も関心を寄せるべきなのは，研究者の個人的経験や専門的知識ではなく，研究参加者の視点や行為です．そして，コード化を行うときに最も手がかりとするべきなのは研究参加者の視点や行為の意味を指し示す言葉（データ）そのものなのです．

Point!
コード化における手がかりとは
- 研究者の個人的な経験や専門的知識がコード化のいちばんの手がかりではないことに注意！
- コード化を行うときに最も手がかりとするべきなのは研究参加者の視点や行為の意味を指し示す言葉（データ）そのものである．

3 洗い出し段階のコード化

ポイント 4　こだわりのない心をもとう

こだわりのない心をもつことの大切さ

　洗い出し段階のコード化を成功させる4つ目のポイントとして，「こだわりのない心をもつこと」をあげたいと思います．これは，これまで述べてきた3つのポイントのすべてに関連しています．

　コードはデータからつくられるということをいつも忘れないでください．先入観で"こうだろう"と想定したコードや，すでに理論的にその存在が証明されているコードをあらかじめ用意したり，そこにデータを当てはめていったりするのではなく，こだわりのない心をもってデータ上に見えるものを定義づけることによってコードをつくり出していくのです．

●新しいアイデア創出に向けて

　ときおり，質的研究者のなかに，「私は"ロイの適応モデル"の枠組みに沿って分析していきます」とか，「"フィンクの危機理論"を使って分析します」といった発言をする方がいます．これはこれで，既存の理論の検証を目的とした研究を行う場合には必要ですし，自分の研究をより確かなものにするための工夫なのかもしれません．

　しかし，多くの場合このようなアプローチでは，データをコード化する際にアイデアの創造を妨げてしまいます．

　Charmaz（2006/2008，p.57）が指摘しているとおり，データ分析の初期段階のコード化におけるオープンさは，思考をひらめかせ，新しいアイデアを創出させてくれます．実際に，研究参加者の語りは，多くの場合，あなたが知らなかった事柄を教えてくれ，これまで見たことのない視野で世界を眺めさせてくれるでしょう．そしてそのひらめきや新しさは，あなたの感受性が高ければ高いほど，豊かに感じられるはずです．

　また，コード化は研究参加者にとって見慣れた，ルーチーン化された日常的な世界に，新たな光を照らす手助けもしてくれます．コード化は，研究参加

Charmaz K（2006）/ 抱井尚子，末田清子監訳（2008）．グラウンデッド・セオリーの構築──社会構成主義からの挑戦．京都：ナカニシヤ出版．

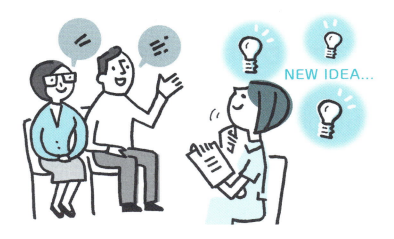

者が自分で解釈しているのとは違う方法で，データについて考えることも可能にするのです．

●新しい事実に目を開こう

このような意味で，コード化とは，研究者のもつ先入観や研究参加者が当然と思っている前提から距離をおくための，1つの「装置」であるといえるのです．

コード化を行うときに最も大切な手がかりとすべきなのは，データそのものであり，研究者側がもっている思考の枠組みではありません．研究者の思考の枠組みは，研究者のもつ専門的知識や個人的経験によって形づくられます．研究者の知識や経験は，データの意味や重要性を感じとるきっかけをつくってくれますから，コード化の過程で決して排除すべきものではありません．しかし，だからといって，研究者の知識や経験だけに頼ってしまうと，データが語ってくれている新しい事実に目を開くことはできなくなってしまいます．

●当てはまらないデータに注目する

看護学における専門的知識の多くは，既存の理論や概念モデルからつくられていますから，質的研究において「既存の理論や概念モデルに沿って分析する」というときには注意が必要です．データ分析の際は，その理論や概念

3 洗い出し段階のコード化

モデルに当てはまるデータだけを取り扱うのではなく，むしろ当てはまらないデータに注目し，どのように当てはまらないのか，当てはまらないのはなぜなのか，といった内容に焦点をあてて分析してほしいと思います．

「こだわりのない心をもつ」ための具体的な方略

「こだわりのない心をもつ」ためには，具体的にどのようなことを行い，どのようなことをしないように気をつけるとよいのでしょうか．

心の開放性というものは，研究者のもともとの性格とか，研究者がおかれた状況によって異なるので，いちがいに「こうしたら完璧」という方略は存在しないでしょう．でも，一般的な事柄として，これから述べる3つをあげることができるでしょう．

●「未知の知」の姿勢でデータに臨む

「未知の知」というと，なんだか難しそうな感じがするかもしれませんね．でも，要するに「まだ知らないということを自覚すること」という，とてもシンプルなことです．

Munhall (1993) によれば，未知 (unknowing) とは，ナースと患者さんが初めて出会うときには，まだその人を知ったり理解してないこと，またはそれができないことへの気づきです．この未知を認識することによって，ナースは，患者さんの視点について注意を怠らないでいることができ，自分の行為にも自覚的になって，患者さんと深い関係を形づくっていくことができる，といわれています (Health, 1998) ．

確かに，初対面の患者さんならもちろん，あるいは毎日顔を合わせている患者であっても出会いの瞬間にはいつもそのつど，患者さんとナースは新しい出会いを経験しています．だからこそ，「おや？　今日はなんだかいつもと違うな」と察知したり，「さっきよりもよくなってるな」と感じることができるのです．

"昨日"や"さっき"との違いを知るためには，出会う瞬間，瞬間の気づき，あるいは別の言葉でいえば，出会う前には「まだその人のことを知らない」ということの自覚がとても重要です．このことは，ナースとしての経験を積

☞
Munhall P (1993). "Unknowing"; Towards another pattern of knowing in nursing. Nursing Outlook, 41 (3), 125-128.

☞
Health H (1998). Reflection and pattern of knowing. Journal of Advanced Nursing, 27, 1054-1059.

めば積むほどおわかりになると思います．「まだ知らない」という自覚は，質的なデータを読み込み，コード化する際にもとても大切です．知らないという自覚があれば，どんなデータも，初めて出会うときの驚きと発見に満ちています．

事実，研究参加者の語りは，それがどんなに研究者にとってなじみのある世界や体験だったとしても，研究者自身が見た世界や味わった体験ではありません．すべては研究者にとっては未知だったことなのです．

●自身の専門的知識や個人的経験をうまく使うこと

「こだわりのない心をもつ」ための2つ目の方策として，研究者自身の専門的知識や個人的経験を上手に活用するということをあげます．

これは，1つ目の方策としてあげた「未知の知」の姿勢でデータに臨むこと，と相反するもののように思えるかもしれません．「未知の知」の姿勢を貫くためには，研究者がすでに獲得している知識や経験は先入観のもとになるため，むしろ排除するべきなのではないでしょうか？「そのとおり，研究者の知識や経験は排除するべきです」と考える立場もあります．初期のグラウンデッド・セオリーのルールでは，初期段階のコード化は，制約のない発想をするために，あらかじめ考えた概念なしに行うべき（Glaser, 1978, 1992）と規定していました．

しかし，最近では研究者が事前に専門的知識や個人的経験をもち，それをデータ分析に活用することに対して，より柔軟な立場が支持されているようです．たとえば，この柔軟な立場の1人であるDey (1999, p.251)は，「制約のない発想と空っぽな頭には違いがある」と述べ，「制約のない発想」は大切だが，そのためにわざわざ「空っぽな頭をもつ必要はない」（つまり，研究者の知識や経験を排除するべきでない）と述べています．

重要なデータと，そうでないデータを識別したり，そのデータの背景にある事柄を明らかにしていくためには，データの指し示す意味を敏感に察知できる研究者の感受性がとても必要です．

大切なのは，コード化しているあいだに研究者が新たに何かを学ぶことや，自分が新しい方向性へと導いていかれることに対してオープンでありつづけるように努めることです（Charmaz, p.57）．分析の過程で得られるかもしれない新たな発見の可能性に対してオープンであろうとする姿勢は，研究者

Glaser BG (1978). Theoretical Sensitivity. Mill Valley, CA : The Sociology Press.

Glaser BG (1992). Basis of grounded theory analysis. Mill Valley, CA : The Sociology Press.

Dey I (1999). Grounding grounded theory. San Diego : Academic Press.

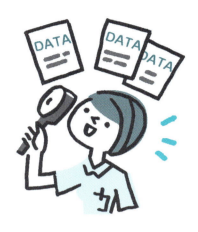

が知識や経験をもつことによって妨げられるものではなく，むしろ促されるものなのです．

●変化を受け入れ楽しむこと

　洗い出し段階のコード化を成功させる3つ目のポイントとして「データを比較すること」があることは，すでにお話ししました．データへの感受性を高めるためには，研究者のアイデアとデータを比較することが重要であり，研究者のもつ個人的な経験や専門的知識は，データの意味や重要性を感じとるきっかけをつくってくれる，ということを確認しました．それと同時に，研究者が自身の経験や知識を重要視するあまり，データに示された事柄を「理解できない」と言って分析をあきらめたり，「信じられない」と言ってデータと距離をおいたりした場合，研究参加者がなぜそういう行為をしたのか，研究参加者がなぜそうした視点をもつに至ったのかといった大切な事柄に気づきにくくなってしまう，ということも述べました．

　研究者が最も関心を寄せるべきなのは，研究者の個人的経験や専門的知識ではなく，研究参加者の視点や行為です．ですから，研究者のアイデアとデータを比較したときに，データに対してなんらかの違和感をいだいたのなら，そこで思考をストップさせるのではなく，そこから分析をより深く進めるべきなのです．

　このことを別の言葉で表すなら，それは「変化を受け入れて楽しむ」ことだといえるでしょう．あらゆる事柄に共通することですが，質的データの分

析においても，変化を拒んだ瞬間に成長や発展は止まります．であるなら，自分の考えや価値観を揺さぶるような変化を積極的に受け入れ，その状況を楽しむほうが得策です．ただ，「変化を受け入れて楽しむ」ということは，言葉から受けるニュアンスとは裏腹に，決して気楽で容易なことではありません．"違和感"を新たな"関心"へと発展させるためは，研究者には明晰な意識と創意のある判断が必要なのです．

そのような意識や判断は，これまで述べたように「未知の知」でデータに臨み，かつ自身のアイデアやスキルをうまく使うことによって，おのずから生まれてきます．

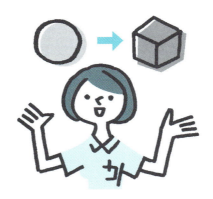

Point!
「こだわりのない心をもつ」ための具体的な方略

- 「未知の知」の姿勢でデータに臨むこと
- 自身の専門的知識や個人的経験をうまく使うこと
- 変化を受け入れ楽しむこと

Step4 ● 質的データを分析するステップ

まとめ上げ段階のコード化

「洗い出し段階のコード化」の次に行うこと
キーワードは抽象的・概念的

　これまで質的データ分析の第1段階「洗い出し段階のコード化」についてお話ししてきました．この節からいよいよ，質的データ分析の第2段階である「まとめ上げ段階のコード化」のお話です．

　「洗い出し段階のコード化」では，データを注意深く読み，意味のまとまりに沿って区切り，データに忠実な名前（コード）をつけます．すべてのデータについてこの作業を行ったあと，あなたの手元には膨大な数のコードが揃っていることでしょう．質的研究に取り組んだことのある人なら，きっと一度は，この膨大なコードを前にして"思わずぼう然"としたことがあると思います．いったい，これらのコードをどのように扱ったらよいのでしょうか？

　その答えは「まとめ上げ段階のコード化」です．まとめ上げ段階のコード化では，洗い出し段階のコード化で生まれたコードを分類し，整理し，統合して，それらのコードに共通して見出される意味を表す名前（サブカテゴリー，カテゴリーなど）をつけます．洗い出しの段階で，いったん細かく切り分けられた食材を，お鍋に移して「まとめ上げる」ようなイメージです．まとめ上げ段階のコード化は，洗い出し段階のコード化よりも，抽象的で概念的です．

抽象的・概念的とは

●みな時計であることに変わりはない

　抽象的・概念的という言葉自体がわかりにくいので，例を使ってお話ししましょう．いま，目の前に次のようなものが並んでいるとします．

- 使い込んだ目覚まし時計
- 壊れた懐中時計
- 新品の置時計
- 電池切れの腕時計

　これらに共通するのは何でしょう？　そうです，みんな「時計」という点ですね．形も，用途も，コンディションも，それぞれに異なっているのですが，時計だという点では一致しています．このように，いくつかの物や事柄に共通なものを抜き出して，大まかなくくりで考えようとすることを「抽象

化」や「概念化」といいます．

●複雑にみえても共通点がある

別の例で，もう一度考えてみましょう．ここに次のようなものがあるとします．

- 線香の燃え跡（の長さ）
- 人に差す影（の長さ）
- デジタル時計

これらに共通するのは何でしょう？　今度はすこし複雑ですね．でも，よく考えてみると，「時を刻むもの」という点ではすべて共通しているようです．このうち，一般的な「時計」はデジタル時計だけですが，時を刻むという特徴からみればみな同類ですね．つまり，「時を刻むもの」という共通点は，「線香の燃え跡」や「人に差す影」や「デジタル時計」を抽象的・概念的に示したものだといえます．

●共通する性質に名前をつけると

それでは，もしもここに「壊れた懐中時計」と「電池切れの腕時計」が加わったとしたらどうでしょう．壊れた懐中時計や電池切れの腕時計は「時を刻む」ことができません．そのため，先ほどの「線香の燃え跡（の長さ）」「人に差す影（の長さ）」「デジタル時計」とは同じグループに入れることは難しいですね．

この場合，壊れた懐中時計と電池切れの腕時計に共通する性質（たとえば，時計でありながら時を刻まないこと）を見出し，それらにたとえば「時計でありながら時を刻まないもの」という名前をつけることができれば，それもまた抽象的・概念的に示されたものといえます．

抽象化や概念化というと，なんだか難しそうですが，実は私たちがふだんからよく行っている思考のはたらきです．いまの時刻を知りたいときに，壊れた時計を持ち出す人はいないはずです．これは，私たちが「時計であって時を刻むもの」と「時計でありながら時を刻まないもの」が世の中に存在し，いまほしいのは「時計であって時を刻むもの」であって，そこには壊れた時計が含まれないことを知っている証拠なのです（**図4-1**）．

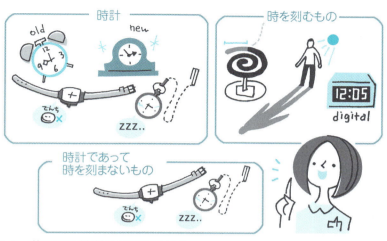

図4-1　共通する性質に名前をつける

まとめ上げ段階のコード化の実際

　では，実際のデータを使って，まとめ上げの段階のコード化を体験してみましょう．

　まとめ上げの段階のコード化とは，洗い出し段階のコード化で生まれたコードを抽象的・概念的にまとめ上げるプロセスです．

　表4-1をご覧ください．これは洗い出し段階のコード化の具体例です．題材にしたデータは，前述したインタビューデータの一部です（全文はpp.100-101参照）．研究テーマは"失敗に終わった看護"です．まず，「洗い出し段階のコード」をご覧ください．これは，洗い出し段階のコード化を行う際の4つのポイントに注意しながらつくったコードです．念のため，もう一度4つのポイントをあげておきましょう．

①データを適切な長さに切り分けよう
②データに忠実でいよう
③データを比較しよう
④こだわりのない心をもとう

表4-1 洗い出し段階のコード化の具体例

インタビューデータ	洗い出し段階のコード	まとめ上げ段階のコード
彼女に初めて会ったころ，私は自分の職場にとても不満をもってました．なぜなのか，どんなきっかけだったのか，いまもよくわからないのですけど，あるときから職場の看護師たちが私を避けるようになったんです．私生活だけだったらまだがまんできたのですが，申し送りなどで患者さんや家族の情報をわざと私に教えないことがあったのが，いちばんがまんならないことでした．いつのまにか私は病室にいることが多くなっていました，ナースステーションから逃げるようにして．そんなとき，この母親に出会ったんです．母親が息子との関係でいだいていた孤独感や怒り，そして，そういう大変さを背負ってでも息子をサポートし続けていることへの自負心のようなものが，私の胸にすごく響いたのを覚えています．もしかしたら，私は彼女に自分の境遇を重ね合わせていたのかもしれませんね． でもね，私はこのとき，まだ大切なことを知りませんでした．つまり，この母親と息子の共依存的な関係というものを，看護師はみな知っていました，私を除いて．地域の保健師もこの親子をマークしていて，病棟に何度か顔を出していたそうですが，そのことを私はほんとうに知りませんでした．ほかの看護師たちが私に，彼の病歴とか家族背景とか，そういう情報を意図的に隠していたのか，あるいは私が知ろうとしなかったせいなのか，いまになってはよくわかりません．すべてが終わったあとに，師長からこの話を聞いたんですが．とにかく私1人だけ，何にも知らなかったわけです	①患者の母親に初めて会ったころ自分の職場に強い不満をもっていた ②職場の看護師たちが自分を避けていた ③患者や家族の情報を自分に教えないことがいちばんがまんならなかった ④ナースステーションから逃げるようにして病室にいることが多くなっていた ⑤患者の母親と出会った ⑥母親の孤独や怒り，自負心が自分の胸に強く響いた ⑦患者の母親に自分の境遇を重ね合わせた ⑧このときの自分はまだ大切なことを知らなかった ⑨患者と母親の共依存的関係を看護師たちはみな知っていた ⑩地域の保健師がこの親子をマークして病棟に出入りしていた ⑪ほかの看護師が自分に情報を意図的に隠したか，自分が知ろうとしなかったかはよくわからない ⑫すべてが終わったあとに師長からこの話を聞いた ⑬自分1人が何も知らなかった	1）患者の母親と出会ったころの自分の状態 ——職場への強い不満 2）母親との出会いが意味すること ——自分の境遇との重ね合わせ 3）自分だけが知らなかったこと ——母親と患者の共依存的関係 4）自分だけ何も知らなかった理由の不透明さ

4 まとめ上げ段階のコード化

1）患者の母親と出会ったころの自分の状態
　　——職場への強い不満

① 患者の母親に初めて会ったころ自分の職場に強い不満をもっていた

② 職場の看護師たちが自分を避けていた

③ 患者や家族の情報を自分に教えないことがいちばんがまんならなかった

④ ナースステーションから逃げるようにして病室にいることが多くなっていた

2）母親との出会いが意味すること
　　——自分の境遇との重ね合わせ

⑤ 患者の母親と出会った

⑥ 母親の孤独や怒り，自負心が自分の胸に強く響いた

⑦ 患者の母親に自分の境遇を重ね合わせた

3）自分だけが知らなかったこと
　　——母親と患者の共依存的関係

⑧ このときの自分はまだ大切なことを知らなかった

⑨ 患者と母親の共依存的関係を看護師たちはみな知っていた

⑩ 地域の保健師がこの親子をマークして病棟に出入りしていた

⑬ 自分1人が何も知らなかった

4）自分だけ何も知らなかった理由の不透明さ

⑪ ほかの看護師が自分に情報を意図的に隠したか，自分が知ろうとしなかったかはよくわからない

⑫ すべてが終わったあとに師長からこの話を聞いた

＊"KJ法"の要領で表4-1のコードを分類・整理した例　佐藤（2008, p.100）の図7-2を参考に筆者が作成

図4-2　カード方式で「洗い出し段階のコード」を「まとめ上げ段階のコード」に分類・整理した例

Step 4　質的データを分析するステップ

洗い出し段階のコードの数は13になりました．かなりの数ですね．冒頭に述べたとおり，このような膨大なコードを目の前にしたら，誰でも"思わずぼう然"としてしまいます．

　では，まとめ上げ段階のコードをご覧ください．コードの数は4です．洗い出し段階のコードのおよそ1/3程度にまとめられました．これはなぜでしょうか？　まとめ上げ段階のコード化では，洗い出し段階のコードが抽象化・概念化されます．抽象化・概念化とは，先ほどお話ししたとおり，いくつかの物や事柄に共通するものを抜き出して，大まかなくくりで考えようとすることでしたね．

　まとめ上げ段階のコード化では，洗い出し段階のいくつかのコードに共通する点を抜き出して，大まかなくくりで考えてまとめますから，よりコードの数が少数にしぼられてくるわけです（この例では13→4）．洗い出し段階のコードからまとめ上げ段階のコードへの移行というのは，一見とても高度で複雑な作業に思えるかもしれません．でも実際には，似たもの同士を寄せ集め，それらに適する名前をつけるという作業ですから，そんなに難しいことではありません．日本の看護学領域で，比較的なじみのある「洗い出し」と「まとめ上げ」の分析方法としては，"KJ法"☞ があげられるでしょう．紙のカードを使い，好みのサイズの紙切れにデータやコードを書き込んだものをたくさんつくり，それを大きなテーブルの上で分類し，分類した紙切れの山に見出し（コード）をつけていく方法です（箕浦，2009，p.31：佐藤，2008，p.100）☞．

　まとめ上げ段階のコードも，このようにしてコード同士の関係を整理していくプロセスと同じです．**図4-2**は，**表4-1**にあげられている一連のコードを，紙のカードに手書きしたものを使って分類・整理してみた場合を想定して示したものです．

☞ KJ法：文化人類学者・川喜田二郎（東京工業大学名誉教授）がデータをまとめるために考案．データをカードに記述し，グループごとにまとめて図解し，まとめていく．KJは考案者のイニシャルにより命名された．共同作業にもよく用いられ，「創造性開発」（または創造的問題解決）に効果があるとされる．

☞ 箕浦康子編著（2009）．フィールドワークの技法と実際II——分析・解釈編．京都：ミネルヴァ書房．

佐藤郁哉（2008）．質的データ分析法——原理・方法・実践．東京：新曜社．

まとめ上げ段階のコード化で起きやすい問題と対処法

●コード名が一般的すぎないか

　1つ目の問題は，一般的すぎるコード名を付けてしまうことです．

　たとえば，先ほどのコード1）で，自分が職場に対して強い不満をもって

いたことを表すために，コード名を「職場に対する不満」としてみましょう．また，コード2）では，患者の母親がいだいていた孤独や怒りや自負心を，自分のことのように感じていた点に着目して「母親への共感」としてみましょう．するとどうでしょう．

　コード1）「職場に対する不満」
　コード2）「母親への共感」

この2つのコードのあいだにつながりがあることが，コード名から伝わってくるでしょうか？　もちろん，私たちの頭の中ではすでに「母親への共感」は「職場に対する不満」に影響されて生まれていることを知っていますから，コード1）とコード2）のつながりがあることは自ずと理解できますね．しかし理想をいえば，そのような"暗黙の知"は用いずに，そのようなつながりがコード名から読み取れることが望ましいのです．

まとめ上げ段階のコード化は，洗い出し段階で生まれたコードを抽象的・概念的にまとめ上げるプロセスです．抽象的で概念的にまとめ上げようと意識するあまりに，ごくありふれた一般的な言葉でくくってしまわないように，注意が必要です．

●研究参加者の関心よりも，学問分野や個人の関心に注意を向けていないか

2つ目の問題は，研究者の学問分野や個人的な関心に注意を向けてしまうことです．コード化を行うときに研究者の先入観が入り込んでしまい，こうあるはずだとか，こうあるだろうという観点からコード名を付してしまうこと．このような失敗は，洗い出し段階のコード化でも起こりがちでした．

まとめ上げ段階においても，先入観で"こうだろう"と想定したコードや，すでに理論的にその存在が証明されているコードをあらかじめ用意することはご法度です．あくまで，洗い出し段階で生みだされたコードから読み取れることに基づいて，コードを生成していくのです．研究を計画してデータ収集を行うときから，データの分析を終えて論文を書き上げるまで，質的研究を行う私たちにとって最も重要な関心事は，研究参加者の体験とその意味です．研究者の属する学問分野での関心や，個人的な関心ではありません．もちろん，学問分野や個人が寄せる関心があるからこそ，研究参加者の体験とその意味の解釈が深まるので，すべて排除すべきということではありません．

しかし，学問分野や個人の関心にばかり注意を向けてしまうと，研究参加者の体験の新しい側面に気づきにくくなることを自覚しておくことはとても大切です．それほどまでに，研究参加者の体験の新しさは繊細で微妙なものであり，学問分野や個人が寄せる関心は強力なものなのです．

コード化するときの4つのポイント

　質的データ分析の第2段階である「まとめ上げ段階のコード化」は，洗い出し段階のコード化で生まれたコードを分類し，整理し，統合して，それらのコードに共通して見出される意味を表す名前（コード）をつけることをいいます．

　洗い出し段階で見出されたコードには，それぞれ意味が類似するものや，共通する要素をもつコードがあるでしょう．それらを大まかにくくり，その特徴を表す名前をつけていくこと，これが「まとめ上げ段階のコード化」です．まとめ上げ段階のコード化を行うときのポイントは，これからあげる4つです．

Point!
まとめ上げ段階のコード化における注意点と対処法

- コード名が一般的すぎないか？

"暗黙の知"を用いることなく，コード同士のつながりが読み取れるような名前をつける

- 研究者の個人的な関心に注意を向けてしまっていないか？

先入観で想定したコードや，すでに理論的に証明されているコードをあらかじめ用意しない

ポイント1 洗い出し段階のコードを繰り返し読もう

●なぜなのかが次第に見えてくる

はじめに行うべきことは，洗い出し段階で見出されたすべてのコードを，何度も何度も読むことです．

一度見て好きになった映画を，DVDなどで繰り返し観たという経験はありませんか？　初めは自分でも何が気に入ったのかよくわからないけれど，とにかくその映像を楽しむという感覚があり，観る回数を重ねるごとに，ストーリーの流れや各チャプターの特徴がくっきりと浮き彫りになって見えてきます．徐々に，自分が引き寄せられるシーンがどこなのかがわかりはじめ，そのシーンのどのような点に引き寄せられるのだろうかと自分の心理を分析して"なるほど"と納得したりすることもあります．

●なぜ重要なのかがわかりはじめる

インタビューデータの分析も，これとよく似たところがあります．洗い出し段階のコードには，そこで語られた状況を端的に言い表すコード名がついています．それらを何度も読み込んでいくうちに，語られた状況が目の前に浮かび上がってきて，その状況の展開の仕方や特徴が徐々に見えてくることでしょう．

さらに読み込んでいくと，その状況において，とくに重要な事柄はどれか，なぜ重要なのか，ということがわかりはじめるのです．

ポイント2 「いつ，どこで，なぜ，誰が，どのように，その結果は？」に注目しよう

●特徴を表す名前をつけていく

洗い出し段階のコードを繰り返し読み，インタビュー全体の流れや重要な事柄が見えてきたら，次に行うのは，まとめ上げ段階のコードを付してみる作業です．つまり，洗い出し段階のコードのなかで，それぞれ意味が類似す

るものや，共通する要素をもつコードがあれば，それらを大まかにくくり，その特徴を表す名前をつけていくのです．

●名前をつけていくコツ

まとめ上げのコード化（コード同士の共通点をみつけ，それに名前をつけていく作業）には，1つのコツがあります．それは，「いつ，どこで，なぜ，誰が，どのように，その結果は？」という点に着目しながら，洗い出し段階のコードを読むという点です（Strauss & Corbin,1998/2004, pp.112-116）☞．

> Strauss A & Corbin J (1998) / 操華子，森岡崇訳 (2004)．質的研究の基礎──グラウンデッド・セオリー開発の技法と手順．東京：医学書院．

家族や知人から，「今日，こんなことがあって，ほんとうに大変だったわ」という話を聞いて，「それはほんとうに大変だったろうなぁ，よくがんばったなぁ」などと共感することがありますね．このように，他人の感情や意見などをそのとおりだと感じるとき，私たちはほとんど無意識に，その人の体験に自分の体験を重ね合わせ，自分の体験との共通点を見つけ出しているのです．

出来事が起きた状況	[いつ]
	[どこで]
	[誰が]
	[どのように]
その理由	[なぜ]
帰結	[どのような結果だったか]

そのうえで，自分も以前，同じような状況（あるいは理由）でそのような体験をしたことがあり，それは自分にとって「大変なことだったな」あるいは自分もそれと同じような結果になって，「とっても大変だった」と思い出して，その「大変さ」と重ね合わせて他人の「大変さ」を推し量っているのです．

●メリハリのある分析に向けて

コード化といえども，私たちの日常的な心のはたらきと大きく変わるものではありません．洗い出し段階のあるコードと別のコードの共通項を見つけていくときの注意点は，ただ漫然と読み進めるだけではないということです．

「いつ，どこで，なぜ，誰が，どのように，その結果は？」という点に注目しながら読んでいくと，よりメリハリのある分析ができ，共通性が見えやすくなるでしょう．

4 まとめ上げ段階のコード化

ポイント3　まとめ上げ段階のコード同士のつながりを意識しよう

●文脈を共有するつながりを探す

　まとめ上げのコード化の3つ目のポイントは，コード同士のつながりを意識するという点です．**表4-1**（p.132参照）にある「まとめ上げ段階のコード」1）～4）のように，まとめ上げ段階のコード名を付したとしましょう．

> **まとめ上げ段階のコード**
> 1) 患者の母親と出会ったころの自分の状態 ──── 職場への強い不満
> 2) 母親との出会いが意味すること ──── 自分の境遇の重ね合わせ
> 3) 自分だけが知らなかったこと ──── 母親と患者の共依存的関係
> 4) 自分だけ何も知らなかった理由の不透明さ

　1）と2）のコードは，自分（インタビューを受けた人）は患者の母親と出会ったころに職場に強い不安をもっており，自分がおかれた境遇と患者の母親の境遇とを重ね合わせていたことを意味しています．次に3）と4）のコードは，理由はわからないが，母親と患者に共依存的関係があったことを，他のナースはみんな知っていて，自分だけが知らされていなかったことを意味しています．

　このように，1）と2），3）と4）はそれぞれ文脈を共有していて，つながりがあります．コード名をつけるときには，そのようなつながりがはっきりわかるようにするとよいでしょう．

- 1）と2）についていえば　→　「母親との出会い」という言葉を使っていることに注目
- 3）と4）についていえば　→　「自分だけ知らなかった」という言葉を使っていることに注目

●コードとコードの共通性を見出す

　まとめ上げ段階のコード化の際は，あるコードと別のコードがどのようにつながっているか，あるいはつながっていないかを意識して名前（コード）をつけるとよいでしょう．そして，このつながりを見出すために大切なのは，2つ目のポイントでお話しした「いつ，どこで，なぜ，誰が，どのように，その結果は？」という点に注目しながら洗い出し段階のコードを読むことです．コードとコードの共通性を見出すことによって，コード同士のつながりも明確になるのです．

ポイント4　洗い出し段階のコードやデータに戻って確認しよう

●あらかじめストーリーをつくり上げない

　ポイントの4つ目は，まとめ上げ段階のコードのもとになった，洗い出し段階のコードや，元々のデータに戻って確認するという点です．まとめ上げ段階のコード化を行っているうちに，研究者の脳裏に，次はこうなる，次はこうなる……，といったストーリーが生まれることがあります．そうすると，研究者のつくり上げたストーリーが先行して，もともとのコードやデータには存在しないコードをつくってしまうかもしれません．

　コードはデータからつくられるということをいつも忘れないでください．そして，まとめ上げ段階のコードは洗い出し段階のコードからつくられるということも．紡ぎつつあるストーリーが，研究者の主観でつくり上げたものではなく，コードやデータから紡ぎ出されたものであることが，とても大切なのです．

●データ（部分）とコード（全体）を行き来して解釈を深める

　まとめ上げ段階のコード化を行ったら，そのコードのもとになった洗い出し段階のコードやデータに戻って，コードやデータに存在しないことを述べていないか，文脈にはずれたコード化をしていないかを確認します．

　このように，データ（部分）とコード（全体）を行き来して，解釈内容の妥

当性を確認し，解釈を深めていくことを，"解釈学的循環"とよびます．これは，あらゆるタイプの質的研究にとって重要な分析・解釈のプロセスです．

Point!

まとめ上げ段階のコード化のポイント

①洗い出し段階のコードを繰り返し読む

②「いつ，どこで，なぜ，誰が，どのように，その結果は？」に注目

③まとめ上げ段階のコード同士のつながりを意識

④洗い出し段階のコードやデータに戻って確認

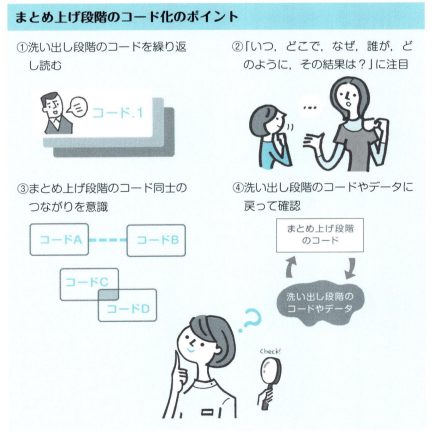

Step4 ● 質的データを分析するステップ

5 コード化とカテゴリー化

コード化とは，カテゴリー化とは

　ここまで主に「コード」や「コード化」という言葉を使ってきましたが，皆さんの多くは「カテゴリー」や「カテゴリー化」という言葉を耳にしたことがあると思います．「カテゴリー」「カテゴリー化」とは何でしょうか？　それは「コード」「コード化」とどのように違うのでしょうか？

　一般的に言って，「コード」にある種のパターン（類似性や規則性，特殊性など）がみられるときに，それらの「コード」を集めて1つのまとまりにしたときに見出されたものを「カテゴリー」と呼びます．また，そのようにすることを「カテゴリー化」といいます．さらに，「カテゴリー」にもさまざまなものがあります．まとめ方がより大きく，抽象的になっていくにつれて，サブカテゴリー，カテゴリー，コアカテゴリーやテーマと呼ばれるものが生み出されていきます．

　ここで「洗い出し段階のコード」と「まとめ上げ段階のコード」について考えてみましょう．「まとめ上げ段階のコード」とは，洗い出し段階で生まれたコードを集め，それらの共通性や差異性に注目して分類・統合し，それらのコードに共通して見出される特徴を表す名前をつけたコードのことをいうのでしたね．つまり，「まとめ上げ段階のコード」は，「洗い出し段階のコード」同士に何らかのパターンが見出されるときにそれらを1つのまとまりにしたもの，すなわち「カテゴリー」であるといえます．先に述べたように，「カテゴリー」にはその抽象度に応じてサブカテゴリー，カテゴリー，コアカテゴリー，テーマなどさまざまに名前が変わっていきます．したがって，「洗い出し段階のコード」「まとめ上げ段階のコード」と「コード」「カテゴリー」の関係は，次のように整理することができます．

- 洗い出し段階のコード＝コード
- まとめ上げ段階のコード＝サブカテゴリー，カテゴリー，コアカテゴリー，テーマなど

コード化，カテゴリー化のプロセス

ただし，「カテゴリー」と呼ばれるものであっても，広い意味では「コード」であることには変わりない，ということにご注意ください．「コード化」とは，質的データを意味のまとまりごとに分け，1つずつその意味を表す名前をつけて，そのデータが何に関するものなのかを明らかにする過程です．そのような作業自体は，「カテゴリー」を付す段階においても変わることはなく，集められたコードの意味のまとまりを表す名前をつけること，すなわち「コード化」を行うことに他ならないのです．

このように，「コード」という言葉には，狭い意味でのコード（洗い出し段階のコード）と，広い意味でのコード（まとめ上げ段階のコードまたはカテゴリー）の両方が含まれます．本書では，コードが，分析のプロセスを踏んで徐々に抽象化されていく様子を分かりやすく示したいと考え，あえて「カテゴリー」という語を前面に出さず，「コード」という語を使って論じてきました．しかし，一般的な質的研究論文では「カテゴリー」という語で表現されることが多いので，「カテゴリー」という語を目にしたら「まとめ上げ段階のコードのことだな」と理解するようにしてください．

図5に，質的研究におけるコード化，カテゴリー化のプロセスを例示しましたので，ご参照ください．

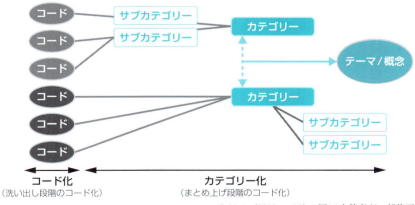

Saldaña（2013, p.13）の図1-1を筆者が一部修正

図5 質的研究におけるコード化，カテゴリー化のプロセス

Step4 ●質的データを分析するステップ

実際にコード化してみよう！

コード化の流れを理解し，自分でコード化できるようになる

　ここからは逐語録を作成する段階からコード化を行うまでのプロセスを，"失敗に終わった看護"とは別の例でご紹介します．洗い出し段階のコード化からまとめ上げ段階のコード化へと続く一連のコード化の流れをお伝えすることにより，皆さんがご自分の研究目的に応じて質的データを分析する際の参考にしていただければと思います．

　事例として挙げたのは，"看護職者の職業選択理由"という研究テーマの架空の看護研究です．研究目的は，

　「看護職者がどのような理由で職業選択したかを明らかにする」というもので，インタビュー法によって看護師のAさん，Bさん，Cさんからデータを収集しました．3名の研究参加者の属性は，以下のとおりです．

　　Aさん：看護師経験3年目．X病院小児科病棟勤務．20代半ば．
　　Bさん：看護師経験5年目．X病院内科病棟勤務．20代後半．
　　Cさん：看護師経験10年目．Y病院外科病棟勤務．30代半ば．

●洗い出し段階のコード化をしてみる

　表6-1に書かれた逐語録を読み，洗い出し段階のコード化を行って，「洗い出し段階のコード」というセルに書き込んでみましょう．
　まずAさんから始め，次にBさん，Cさんと進んでください．
　Rは研究者，A，B，Cは研究参加者を意味します．

6 実際にコード化してみよう！

表6-1　Aさん，Bさん，Cさんの逐語録と洗い出し段階のコードの記入欄

《Aさん》

	逐語録	洗い出し段階のコード
R1	ではAさん，あなたが看護職に就いたきっかけについて聞かせてください．	
A1	えーと，私はもともと小児喘息で，小学生の頃まで，よく病院にかかっていたんです．特に夜間は発作が起きやすくて，救急外来の看護師さんにしょっちゅうお世話になっていました．	
R2	そうでしたか．	
A2	ええ．それで，ある看護師さんから言われた言葉が，ものすごくショックだったんですね，子どもながらに．	
R3	どんな言葉だったんですか？　もし差し支えなければ…	
A3	…ん…「どうして夜中ばっかりなの，ろくな子じゃないねあんたは」って言われたんです．鬼のような形相で．ものすごい怖かった．	
R4	そうでしたか．	
A4	そうなんですよ．こんな鬼看護師いらない！　あんな人になりたくないって心の底から嫌いましたね．私はいい看護師さんになって，人の役に立ちたいって，強く思いました．それが，今の仕事についたきっかけなんです．	
R5	「いい看護師さん」っていうのは，どんな看護師さんをイメージしていたんですか？	
A5	…そうですね，子どもたちの苦しさをわかる看護師ですかね．	

《Bさん》

	逐語録	洗い出し段階のコード
R1	ではBさん，あなたが看護職に就いたきっかけについて聞かせてください．	
B1	それはね，私が中学生だったとき，祖母ががんになって入院して．おばあちゃん子だったんで，よく学校帰りにお見舞いに行ってたんですね．	
R2	そうでしたか．	
B2	ええ．それで，ある看護師さんが，まるで天使のように素晴らしくて．あんなふうになりたいって，すごい憧れました．	
R3	どんなふうに素晴らしかったんですか？	
B3	祖母のことはもちろんのこと，私のことまで気遣ってくれて．学校は楽しいかとか，祖母のいないところで私に「寂しくないか」って声をかけて，話を聞いてくれたりしました．	
R4	そうでしたか…	
B4	そうなんですよ．人の役に立つ仕事に就きたいと意識するようになったのは，その人との出会いがきっかけですね．	

Step 4　質的データを分析するステップ

《Cさん》

	逐語録	洗い出し段階のコード
R1	ではCさん，あなたが看護職に就いたきっかけについて聞かせてください．	
C1	私，ボランティア一家で育ったんです．	
R2	ボランティア一家，ですか？	
C2	つまりね，慈善活動が生活の一部になってる家なんですよ．小さい頃から災害ボランティアとか支援事業に参加して．	
R3	そうですか．	
C3	…ですので，高校3年になって進路を決める段階で，ごく自然な感じで援助職に決めていました．援助職の中でも，看護職は，人の役に立てる範囲が広いだろうと思って．病気の人から健康な人まで，全部に対応できそうって考えて．	
R4	ごく自然に決めていた，というのは…	
C4	必然というか．うちの家では，援助職に就くのが当たり前という空気があるので．	

　洗い出し段階のコード化を終えたら，今度は，その洗い出しコードを使って，**表6-2**にAさん，Bさん，Cさんの予備的要約を書いてみましょう．

　予備的要約とは，各研究参加者のインタビューの文脈をおおまかに捉えるためのメモ書きです．この要約を行うことでインタビューの文脈をしっかりと捉えます．

表6-2　Aさん，Bさん，Cさんの予備的要約の記入欄

Aさんの予備的要約

Bさんの予備的要約

Cさんの予備的要約

6 実際にコード化してみよう！

さて，洗い出し段階のコード化は，いかがでしたか？

意味のまとまりを探し出すのが，なかなか難しいと感じるのではないかと思います．また，意味のまとまりを見つけたとしても，それにどのようなコードをつけるかという点も，かなり難しいと思います．

実際に，絶対的な正解や唯一の答えはありません．ただ，考えられる範囲でベストと思われるコードをつけていくしかありません．

● 洗い出し段階のコード化の例

表6-3には，私が見出した洗い出し段階のコードが記されています．洗い出し段階のコードの欄に付記されている「P」は，ポイント（point）の頭文字Pで，洗い出し段階のコードであることを意味します．例えば「(PA1)」は，Aさんの洗い出し段階のコードの1番目であることを示しています．

表6-3 逐語録と洗い出し段階のコードの例
《Aさん》

	逐語録	洗い出し段階のコード
R1	ではAさん，あなたが看護職に就いたきっかけについて聞かせてください．	〔小児喘息の既往があり，小学生のころまで病院通いしていた〕(PA1)
A1	えーと，私はもともと小児喘息で，小学生の頃まで，よく病院にかかっていたんです．特に夜間は発作が起きやすくて，救急外来の看護師さんにしょっちゅうお世話になっていました．	〔発作の起きやすい夜間，救急外来の看護師にしょっちゅう世話になった〕(PA2)
R2	そうでしたか．	
A2	ええ．それで，ある看護師さんから言われた言葉が，ものすごくショックだったんですね，子どもながらに．	〔ある看護師から鬼の形相で言われた言葉（「どうして夜中ばっかりなの，ろくな子じゃないねあんたは」）に，子どもながらに深く傷ついた〕(PA3)
R3	どんな言葉だったんですか？　もし差し支えなければ…	
A3	…ん…「どうして夜中ばっかりなの，ろくな子じゃないねあんたは」って言われたんです，鬼のような形相で．ものすごい怖かった．	
R4	そうでしたか．	
A4	そうなんですよ．こんな鬼看護師いらない！　あんな人になりたくないって心の底から嫌いましたね．私はいい看護師さんになって，人の役に立ちたいって，強く思いました．それが，今の仕事についたきっかけなんです．	〔「鬼看護師」を心底嫌った〕(PA4) 〔よい看護師になって人の役に立ちたいと強く思った〕(PA5)
R5	「いい看護師さん」っていうのは，どんな看護師さんをイメージしていたんですか？	〔子どもたちの苦しさをわかるのがよい看護師だと思った〕(PA6)
A5	…そうですね，子どもたちの苦しさをわかる看護師ですかね．	

Step 4　質的データを分析するステップ

《Bさん》

	逐語録	洗い出し段階のコード
R1	では B さん，あなたが看護職に就いたきっかけについて聞かせてください．	〔中学時代，祖母ががんになり入院した〕（PB1）
B1	それはね，私が中学生だったとき，祖母ががんになって入院して．おばあちゃん子だったんで，よく学校帰りにお見舞いに行ってたんですね．	〔おばあちゃん子だったため，よく学校帰りにお見舞いに行った〕（PB2）
R2	そうでしたか．	
B2	ええ．それで，ある看護師さんが，まるで天使のように素晴らしくて．あんなふうになりたいって，すごい憧れました．	〔天使のようなその看護師に強く憧れ，あんなふうになりたいと思った〕（PB3）
R3	どんなふうに素晴らしかったんですか？	
B3	祖母のことはもちろんのこと，私のことまで気遣ってくれて．学校は楽しいかとか，祖母のいないところで私に「寂しくないか」って声をかけて，話を聞いてくれたりしました．	〔祖母のみならず自分の学校生活や心理状態にまで気遣ってくれる素晴らしい看護師だった〕（PB4）
R4	そうでしたか…	
B4	そうなんですよ．人の役に立つ仕事に就きたいと意識するようになったのは，その人との出会いがきっかけですね．	〔人の役に立つ仕事に就きたいと意識するようになった〕（PB5）

《Cさん》

	逐語録	洗い出し段階のコード
R1	では C さん，あなたが看護職に就いたきっかけについて聞かせてください．	〔慈善活動が生活の一部になっている「ボランティア一家」で育った〕（PC1）
C1	私，ボランティア一家で育ったんです．	
R2	ボランティア一家，ですか？	〔小さい頃から災害ボランティアなどの支援事業に参加していた〕（PC2）
C2	つまりね，慈善活動が生活の一部になってる家なんですよ．小さい頃から災害ボランティアとか支援事業に参加して．	
R3	そうですか．	
C3	…ですので，高校3年になって進路を決める段階で，ごく自然な感じで援助職に決めていました．援助職の中でも，看護職は，人の役に立てる範囲が広いだろうと思って．病気の人から健康な人まで，全部に対応できそうって考えて．	〔人の役に立てる範囲が広く「全部に対応できそう」と思い，看護職に決めた〕（PC3）
R4	ごく自然に決めていた，というのは…	
C4	必然というか．うちの家では，援助職に就くのが当たり前という空気があるので．	〔援助職に就くのが当たり前という家庭の空気の中で，必然的な選択だった〕（PC4）

　ご自分の洗い出しコードと比べてみて，いかがですか？
　表6-4は，研究参加者Aさん，Bさん，Cさんの予備的要約です．まとめ上げ段階のコードに移る前にこの要約をして，それぞれのインタビューの

表6-4 Aさん，Bさん，Cさんの予備的要約の例

Aさんの予備的要約

〔小児喘息の既往があり，小学生の頃まで病院通いしていた〕(PA1) Aさんは〔発作の起きやすい夜間，救急外来の看護師にしょっちゅう世話になった〕(PA2)．〔ある看護師から鬼の形相で言われた言葉（「どうして夜中ばっかりなの，ろくな子じゃないねあんたは」）に，子どもながらに深く傷ついた〕(PA3) Aさんは，その〔「鬼看護師」を心底嫌った〕(PA4)．そして，〔子どもたちの苦しさをわかるのがよい看護師だと思った〕(PA6) Aさんは，〔よい看護師になって人の役に立ちたいと強く思った〕(PA5)．

Bさんの予備的要約

〔中学時代，祖母ががんになり入院した〕(PB1) Bさんは，〔おばあちゃん子だったため，よく学校帰りにお見舞いに行った〕(PB2)．そのときBさんは，〔天使のような看護師に強く憧れ，あんなふうになりたいと思った〕(PB3)．その看護師は〔祖母のみならず自分の学校生活や心理状態にまで気遣ってくれる素晴らしい看護師だった〕(PB4)．その看護師との出会いがきっかけとなり，Bさんは〔人の役に立つ仕事に就きたいと意識するようになった〕(PB5)．

Cさんの予備的要約

〔慈善活動が生活の一部になっている「ボランティア一家」で育った〕(PC1) Cさんは，〔小さい頃から災害ボランティアなどの支援事業に参加していた〕(PC2)．高校3年時，〔人の役に立てる範囲が広く「全部に対応できそう」と思い，看護職に決めた〕(PC3)ことは，〔援助職に就くのが当たり前という家庭の空気の中で，必然的な選択だった〕(PC4)．

文脈をしっかり捉えます．

●洗い出し段階のコード化から，まとめ上げ段階のコード化へ

次に，**表6-5**をご覧ください．ここには，洗い出し段階からまとめ上げ段階へのプロセスが書き込まれています．

左側のセルには，各研究参加者の洗い出し段階のコードが書かれています．

洗い出し段階のコードは，とてもたくさんありますね．これは短いインタビューですので，実際に1時間もインタビューをしたら，大変な数のコードが出てきます．このたくさんの洗い出し段階のコードをまとめ上げるには，各々のコードの要点をあげてみること（「洗い出し段階のコードの要点」）が，役に立ちます．

たとえば，Aさんのコード **(PA1)** は〔小児喘息の既往があり，小学生のころまで病院通いしていた〕ですが，この要点は，とりあえず「自身の病気」としておきましょう．

次に，Bさんのコード(PB1)は〔中学時代，祖母ががんになり入院した〕ですが，この要点を，とりあえず［家族の病気］としましょう．

すると，(PA1)と(PB1)の要点は，どちらも「誰かの病気」であることがよりはっきりしました．

ただし，「洗い出し段階のコードの要点」は，頭の中で整理できるようであれば，あえて書き出す必要はありません．

表6-5 洗い出し段階のコードと洗い出し段階のコードの要点

	洗い出し段階のコード	（洗い出し段階のコードの要点）*
A	〔小児喘息の既往があり，小学生の頃まで病院通いしていた〕(PA1)	自身の病気 (PA1)
	〔発作の起きやすい夜間，救急外来の看護師にしょっちゅう世話になった〕(PA2)	救急外来への通院歴 (PA2)
	〔ある看護師から鬼の形相で言われた言葉に，子どもながらに深く傷ついた〕(PA3)	看護師の言葉による傷つき (PA3)
	〔「鬼看護師」を心底嫌った〕(PA4)	「鬼看護師」への強い嫌悪感 (PA4)
	〔よい看護師になって人の役に立ちたいと強く思った〕(PA5)	人の役に立ちたいという強い思い (PA5)
	〔子どもたちの苦しさを分かるのがよい看護師だと思った〕(PA6)	よい看護師像 (PA6)
B	〔中学時代，祖母ががんになり入院した〕(PB1)	家族の病気 (PB1)
	〔おばあちゃん子だったため，よく学校帰りにお見舞いに行った〕(PB2)	お見舞いによる通院歴 (PB2)
	〔天使のようなその看護師に強く憧れ，あんなふうになりたいと思った〕(PB3)	「天使のような看護師」への強い憧れ (PB3)
	〔祖母のみならず自分の学校生活や心理状態にまで気遣ってくれる素晴らしい看護師だった〕(PB4)	素晴らしい看護師像 (PB4)
	〔人の役に立つ仕事に就きたいと意識するようになった〕(PB5)	人の役に立ちたいという意識の芽生え (PB5)
C	〔慈善活動が生活の一部になっている「ボランティア一家」で育った〕(PC1)	「ボランティア一家」での成育歴 (PC1)
	〔小さい頃から災害ボランティアなどの支援事業に参加していた〕(PC2)	ボランティア経験 (PC2)
	〔人の役に立てる範囲が広く「全部に対応できそう」と思い，看護職に決めた〕(PC3)	人の役に立てる範囲が広い看護職に決定 (PC3)
	〔援助職に就くのが当たり前という家庭の空気の中で，必然的な選択だった〕(PC4)	援助職を選択させる家庭の環境 (PC4)

＊（洗い出し段階のコードの要点）は，頭の中で整理できれば書き出す必要はない．

表6-6　まとめ上げ段階のコード（論点を明確にする前）

	A	B	C
【自身や家族の病気】	(PA1)	(PB1)	―
【通院歴】	(PA2)	(PB2)	―
【看護師との出会い体験】	(PA3)(PA4)	(PB3)(PB4)	―
【理想の看護師像】	(PA6)	(PB4)	―
【人の役に立ちたいという思い】	(PA5)	(PB5)	(PC3)
【ボランティア一家での成育歴】	―	―	(PC1)
【ボランティア経験】	―	―	(PC2)
【援助職を選択させる家庭環境】	―	―	(PC4)

さらに，表6-6に示した，まとめ上げ段階のコードをご覧ください．一番上に【自身や家族の病気】というコードがあります．このまとめ上げ段階のコードは，さきほど確認したように，(PA1)と(PB1)から成り立っているというわけです．

●まとめ上げ段階のコードは，切り口によっていろいろ

まとめ上げ段階のコードは，どのような切り口で論点をまとめるかによって，いろいろなコードを作ることができます．

たとえば，表6-7に示した，まとめ上げ段階のコードをご覧ください．

これは，職業選択に影響を及ぼしたのは誰か？　という論点でまとめ上げたコードです．この場合，【自分自身】【家族】【看護師】という3つのコードが得られました．

表6-7　まとめ上げ段階のコード（職業選択に影響を及ぼしたのは誰か？という論点でまとめ上げた場合）

	A	B	C
【自分自身】	(PA1)(PA2)	―	(PC2)
【家族】	―	(PB1)(PB2)	(PC1)(PC4)
【看護師】	(PA3)(PA4)	(PB3)(PB4)	―

表6-8 まとめ上げ段階のコード（職業選択の動因は肯定的か否定的か？という論点でまとめ上げた場合）

	A	B	C
【肯定的（素晴らしさ，強い憧れ）】	―	(PB3)(PB4)	―
【否定的（傷つき，強い嫌悪感）】	(PA3)(PA4)	―	―
【肯定的でも否定的でもない（当然，必然）】	―	―	(PC4)

　また，**表6-8**は，職業選択の動因は肯定的か否定的か？　という論点でまとめ上げたコードです．この場合，【肯定的（素晴らしさ，強い憧れ）】【否定的（傷つき，強い嫌悪感）】【肯定的でも否定的でもない（当然，必然）】という3つのコードが得られました．

　研究者は，**表6-7**にあげた【自分自身】【家族】【看護師】という3つのコードを用いて，または**表6-8**にあげた【肯定的（素晴らしさ，強い憧れ）】【否定的（傷つき，強い嫌悪感）】【肯定的でも否定的でもない（当然，必然）】という3つのコードを用いて，あるいは**表6-7**と**表6-8**にあげたすべて（6つ）のコードを用いて，データに示された意味を解釈することができます．

●分析から解釈へ

　このように，まとめ上げ段階のコード化には「1つの切り口だけでまとめ上げなければならない」というルールはありません．研究者の関心や気づきに基づき，いくつかの切り口が併用されることは珍しくなく，またそうすることによって，データの解釈が一層深まることがあります．

　たとえば，上記の分析で考えてみましょう．**表6-7**と**表6-8**にあげた6つのコードを併用した場合，職業選択に影響を及ぼしたのは誰か？　という論点でまとめ上げたとき，【看護師】というコードが生まれたのはAさんとBさんでした．しかし，職業選択の動因は肯定的か否定的か？　という論点でまとめ上げたとき，Aさんは【否定的（傷つき，強い嫌悪感）】であり，Bさんは【肯定的（素晴らしさ，強い憧れ）】と相反するコードが生まれました．ここから，【看護師】が職業選択に影響を及ぼすことがあるが，その動因は肯定的でもあり否定的でもあるという興味深い事実が浮かび上がるのです．

　さらにここから，【肯定的】な動因につながる【看護師】の影響特性は何か，あるいは【否定的】な動因につながる【看護師】の影響特性は何かという方向

6 実際にコード化してみよう！

で解釈が進み，より興味深い事実が浮かび上がるかもしれません．

以上のように，コード化とは発見的（heuristic）な営みなのです．そしてこれは，より厳密で示唆に富む分析と解釈に向けた最初の段階に過ぎません（Saldaña, 2013, p.8）．研究目的から逸脱しない範囲で，洗い出し段階に見出されたコードをさまざまな切り口でまとめ上げ，データが示す意味をより深く解釈してみてください．

> Saldaña, J. (2013). The coding manual for qualitative researchers. 2nd ed, London：Sage.

●逐語録を合理的に作成する

これまでとくに断りなく「逐語録」という言葉を用いていましたが，逐語録とはインタビュー等での語りを文字に書き起こしたもののことをいいます．インタビューデータが逐語録に変換されることによって，重要な語りを正しくコンピュータに保存し，データとして分析にかけることができるようになります．

これは，科学的知識の生産における重要な段階ですので，逐語録を作成するにあたっては以下の2つの原則を守ることが求められます．

- ●真実性：忠実な方法で情報を保存すること
- ●実用性：データを管理し分析しやすくすること

真実性と実用性を備えた逐語録を作成するには，いくつかのコツがあります．逐語録の作成にあたり，私たちは録音したインタビューデータを耳で聞きながら文字に書き起こします．録音データを止めたり流したりする作業を，手で行う場合もあれば，トランスクライバーを使う方法もあります．トランスクライバーとは，レコーダーにフットスイッチがついたもので，レコーダーの再生と一時停止を足でコントロールすることのできる機器です．

書き起こすのに要する時間ですが，一般的には，1時間のインタビューであればプロで2～3時間，一般には3～4時間といわれています．話のスピードや，聞き取りやすさによっても要する時間は異なります．

録音データを聞きながら逐語録を作成する，この段階で重要なのは，「真実性の原則」です．

沈黙や，言いよどむ感じを，どのように表現したらよいでしょうか？ エスノメソドロジー研究などでは，一定の表記ルールを使ってインタビュー中の出来事を詳細に記載する方法も開発されています（好井・山田・西阪，

> ethnomethodology：アメリカの社会学者ハロレド・ガーフィンケル（1917～2011）が20世紀半ばに創りだした社会学の方法論の1つ．

Step 4 質的データを分析するステップ

☞
好井裕明・山田富秋・西阪 仰 編(1999). 会話分析への招待. 京都：世界思想社.

1999). ☞　それらを使うとベターですが，通常，看護学ではそこまで厳密に表記せず，[3秒沈黙]とか[表情を曇らせる]といった表現で，臨場感を表現することが多いです．

　完成した逐語録は，プリントアウトして確認します．ここで大事なのが，読みやすいか，分析にかけやすいかという，「実用性の原則」です．

　私が学生に勧めているのは，**図6-1**のようなフォーマットです．

　まず，逐語録の右側に，洗い出し段階のコードの欄が作られていることに注目してください．これは，逐語録をデータ分析につなげていくための工夫です．

　また，分析する上で重要な情報（研究テーマ，研究目的，研究参加者の属性，インタビューの日時等）を冒頭の欄外に記すようにしています．これがあると，いつも研究目的を意識しながら分析することができます．

　図6-1は，逐語録の作成やデータ分析のフォーマットとして，どうぞご活用ください．

6 実際にコード化してみよう！

研究テーマ：
研究目的　：

《Aさん》

属性：		インタビュー日時：
	逐語録	洗い出し段階のコード
R1		
A1		
R2		
A2		
R3		
A3		
R4		
A4		
R5		
A5		
Aさんの予備的要約		

図6-1　逐語録やデータ分析のフォーマット

Step 4　質的データを分析するステップ

《Bさん》

属性：		インタビュー日時：	
	逐語録		洗い出し段階のコード
R1			
B1			
R2			
B2			
R3			
B3			
R4			
B4			
R5			
B5			

Bさんの予備的要約

6 実際にコード化してみよう！

《Cさん》

属性：　　　　　　　　　　　　　　　インタビュー日時：

	逐語録	洗い出し段階のコード
R1		
C1		
R2		
C2		
R3		
C3		
R4		
C4		
R5		
C5		

Cさんの予備的要約

Step 4　質的データを分析するステップ

Column 1

質的研究の分析方法と研究方法論

Step 4 では，基本的な質的データの分析とコード化のしかたを紹介しました．その分析のしかたとは，得られた質的なデータを意味のまとまりに区切って名前（コード名）をつける「洗い出し段階のコード化」と，コード間の類似性と相異性に注目して大きなまとまりをつくり，名前（サブカテゴリー名またはカテゴリー名）をつける「まとめ上げ段階のコード化」とで構成される，一連の分析手順でした．

このように，データをどのような手順で分析するかを示したものを「分析方法」とよびますが，実はこのような分析方法が，質的研究では唯一のものではありません．ではいったい，どのような方法があるのでしょうか？

おおまかにいって，質的データの分析方法には，「研究者の解釈をそのまま提示する方法」と，「研究者の解釈をさらに解釈して提示する方法」があります（Sandelowski, 2000／2013）．☞

☞
Sandelowski, M.（2000）／谷津裕子，江藤裕之訳（2013）．質的記述はどうなったのか？．質的研究をめぐる10のキークエスチョン――サンデロウスキー論文に学ぶ（pp.134-147）．東京：医学書院．

研究者の解釈をそのまま提示する方法

研究者の解釈をそのまま提示する方法とは，Step 4 で紹介したものに近い方法です．つまり，研究参加者がインタビューで語ってくれた出来事や，研究参加者のふるまいを観察することから見えてくる出来事を，その出来事が生じている日常的場面で使われている言葉を使う，あるいはその言葉のニュアンスを崩さないように注意深く要約するなどして，率直に記述する方法です．

このような分析方法を用いるとき，その研究者には，研究参加者の経験を，研究参加者の語った言葉を使って解釈し記述することで，研究参加者の経験に近づくことができるという前提（見方や考え方）があると考えられます．こうした前提に基づくとき，研究結果として示されるべきことは，研究参加者の語りやふるまいからなるべく離れず，推論をできるだけ少なくして出来事に忠実であるような内容です．

研究者が行った解釈が，出来事に忠実であるかどうかは，他の研究者が同じデータを読んだときに似たような解釈を行うことが可能かどうかによって，ある程度は判断することができます．解釈した内容が出来事に忠実であればあるほど，他の研究者たちのあいだにも共通理解が生まれ，"なるほど，このデータならこのように解釈できるだろう"と，一定の納得が得られることでしょう．

こうした前提に立ち，「研究者の解釈をそのまま提示する」分析方法をとるものは，"質的記述的研究デザイン"とよばれています．

研究者の解釈をさらに解釈して提示する方法

一方，研究者の解釈をさらに解釈して提示する方法をとるものは，"現象学的研究"，"エスノグラフィー"，"グラウンデッド・セオリー法"など，多彩です．これらのグループには共通して，ある特徴があります．特定の方法論的枠組みをもつ，という特徴です．

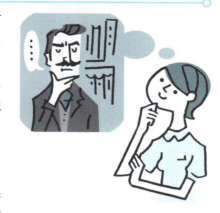

特定の方法論的枠組みをもつとは，どういうことでしょうか？　それは，研究参加者が語ったりふるまったりすることで明らかになる出来事を，研究者が解釈するだけではなく，別の言葉によって解釈し再表現するということです．ここでいう「別の言葉」とは，それぞれのアプローチがよって立つ理論や哲学を成り立たせる言葉です．

たとえば，現象学的研究を行う研究者が，マルティン・ハイデガー（1889-1976）の解釈学的現象学における存在論をもとに研究参加者の経験を意味づけること．あるいは，グラウンデッド・セオリー法を用いる研究者が，ハーバート・ブルーマー（1900-1987）のシンボリック相互作用論をもとに研究参加者の行為や出来事の意味を解釈すること．これらは，「別の言葉による再表現」の例です．

すなわち，研究者たちには自分たちが見聞きしたことに関する自身の解釈を，既存の理論や哲学を使ってさらに解釈し，それを言葉にすることが求められているのです．

このような分析方法を用いるとき，その研究者には，研究参加者の経験を明らかにするには，ある特定の理論や哲学に基づくほうが，そうした理論や哲学に基づかないよりも，より深く確からしい解釈ができるという前提があると考えられます．

さらにいえば，ある特定の研究目的には，それに即した追究のしかたがあるという考え方を支持しているともいえます．

研究方法論とは

このように，分析方法には大別して「研究者の解釈をそのまま提示する方法」と，「研究者の解釈をさらに解釈して提示する方法」の2つのパターンがあります．が，どち

らも，研究がどのように進められるべきかに関する議論である点では同じです．こうした議論のことを「研究方法論」といいます．

　研究を行うにあたり，その研究の方法論，すなわち研究目的を果たすためにどのような前提や研究方法がふさわしいかを考えることは，たいへん重要です．なぜなら，データの収集方法や分析方法といった研究方法の一つひとつは，研究方法論から引き出されてくるものだからです．研究目的を果たすのにふさわしい方法論を用いることによって，その研究にふさわしいしかたでデータを収集し，分析することが可能になるのです．

より確かな質的研究を行うために

　自分の研究目的がどのようなものなのかをしっかりと見きわめ，それにあった研究方法論を選ぶこと．これは，質的研究で得られる結果が生き生きと現実を映し出し，価値あるものとなるためにはたいへん大切なことです．その際，さまざまな研究方法論の特徴を知っておくことが助けになります．

　次頁に示した**表**は，質的記述的研究，解釈学的現象学的研究，エスノグラフィー，グラウンデッド・セオリー法について，それぞれのアプローチがよって立つ理論や哲学と，追究にふさわしい研究目的を示したものです．

　アプローチごとに理論や哲学，研究目的が異なる点に注目してください．また，これらのアプローチのどれか，またはすべてに関心のある方は，たくさんの解説書が出版されていますので，ぜひそれらにあたってみることをお勧めします．

Point!

質的データの分析方法

【研究者の解釈をそのまま提示する方法】
- "質的記述的研究デザイン"とよばれる
- 日常的場面で使われている言葉を使う
- 言葉のニュアンスを崩さないように注意深く要約するなどして，率直に記述する

【研究者の解釈をさらに解釈して提示する方法】
- "現象学的研究"，"エスノグラフィー"，"グラウンデッド・セオリー法"などがある
- 特定の方法論的枠組みをもつ
- 研究者には自分たちが見聞きしたことに関する自身の解釈を，既存の理論や哲学を使ってさらに解釈し，それを言葉にすることが求められる

表 研究方法論がよって立つ理論・哲学と，追求にふさわしい研究目的，データ分析方法の特徴

研究方法論	質的記述的研究	解釈的現象学的研究	エスノグラフィー	グラウンデッド・セオリー法
理論，哲学	自然主義的探求（研究参加者の経験を，研究参加者の語った言葉を使って解釈し記述することで，研究参加者の経験に近づくことができるという考え方）	現象学，解釈学	文化人類学	プラグマティズム，シンボリック相互作用論
研究目的	関心ある出来事について包括的に要約して理解すること	現象や体験の意味や本質を明らかにすること	文化的集団の価値，信念，実践を明らかにすること	問題状況の克服に動機づけられたプロセスへの疑問，時間を経た体験や変化を明らかにすること
質的データ分析方法の特徴	研究者の解釈をそのまま提示する	研究者の解釈をさらに解釈して提示する		

北素子，谷津裕子（2009，p.51）を加筆修正

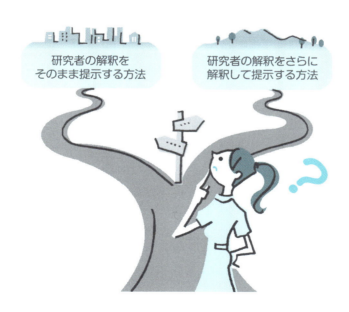

Step 5

結果・考察を書くステップ

Step5 ● 結果・考察を書くステップ

1 質的研究論文における結果の書き方

看護学の研究論文の構成

　ここまでは質的データの分析についてお話ししてきました．データの分析結果は，研究論文の「結果」の章にまとめて書きます．しかし，分析結果をそのまま提示したものが「結果」なのではありません．これはどういうことでしょうか？

　突然ですが，みなさんは哲学や文学など，いわゆる文系の学術論文を読んだことはあるでしょうか？　私が初めて文系の学術論文を読んだとき，看護学の学術論文とは形式がかなり違うことを知って，大変驚きました．でも同時に，その内容を伝えるには，その形式がぴったり合っていて，読みやすいとも感じました．

　学問分野には，その学問分野に属する科学者たちが共有している認知の枠組みがあるとされています．この認知の枠組みのことをKuhn（1962/1971）は"パラダイム"とよびました．看護学にはどのようなパラダイムがあるのでしょうか．いわゆる文系寄り，あるいは理系寄りのどちらなのでしょう．

☞
Kuhn T（1962）／中山茂訳（1971）．科学革命の構造．東京：みすず書房．

　これは複雑で難しい問題ですが，比較的簡単に見分ける方法として，原著として発表されている研究論文の構成を見てみることがあげられます．現在までのところ，看護学の研究論文は次のようなものが大勢を占めています．

　Ⅰ．序論（研究の背景，用語の定義）
　Ⅱ．研究目的
　Ⅲ．研究方法
　Ⅳ．結果
　Ⅴ．考察
　Ⅵ．結論

　これは，いわゆる理系の論文によくみられる構成です．そういう意味では，看護学のパラダイムは，いまだ自然科学的なものに近いのかもしれません．しかし，繰り返し確認してきたように，質的研究において看護の現象を観察し，記述する方法は，自然科学のそれとは違います．研究参加者と研究者の相互作用を重視し，研究者の主観は排除するのではなく，むしろ明らかにしてデータの生成と分析に活かすべきものでした．

質的研究が看護学の研究としてふさわしいという見方がもっと広く認められるようになれば，看護学のパラダイムは大きく転換し，より看護学の哲学と科学にふさわしいパラダイムへと変わっていることでしょう．そのときには，学術論文も，きっと前述のような形式にかぎられることなく，より自由な発想で書かれることでしょう．

「結果」を書くポイント

現状としては，まだ前述のような形式が一般的ですから，「結果」と「考察」は章を分けて書くことが多いでしょう．「結果」は，文字通り質的データを分析した結果を書く章です．具体的にどのような点に注意して書くとよいか，ポイントをご紹介します．

●研究目的との一貫性

いちばん大切なのは，研究目的からはずれないことを強く意識することです．データ分析をしていくなかで，データの内容に引っ張られてしまい，本来の目的とは違った方向で分析をしてしまうことがあるかもしれません．そうならないように，分析のプロセスではいつも研究目的を念頭においていなければならないのです．私のゼミの学生には，いつもデータの分析シートのいちばん上の欄に研究目的を書くように勧めています．常に研究目的を意識しながら分析すれば，分析の最終段階になって初めて研究目的とずれていたことに気づく，といった失敗をしないですむでしょう．これは研究目的を見失わずに分析をするための1つの手段です．

それでもやはり，得られたデータから引き出された「結果」のほうが，当初の研究目的よりも重要と思えるようなことがあるかもしれません．そのときには，研究目的そのものを見直し，修正することが必要でしょう．

●内容の再構成

読み手にとってわかりやすい，生き生きとした内容になるように，再構成することも大切です．質的データの分析には「洗い出し段階のコード化」と「まとめ上げ段階のコード化」の2段階があることをお話ししてきました．こ

うした過程を経て最終的に得られたカテゴリーやサブカテゴリー，コードを，「結果」の章ではていねいに紹介していくことになります．

　このとき忘れてならないのは，読み手に伝わるようにわかりやすく書くということです．論文には必ず読者がいます．その一人ひとりが納得してくれる内容かどうか，自分の書く内容を客観的にみながら「結果」の章を書いてみてください．読みやすい「結果」を書くには，これからあげる3つのポイントがあります．

①文章は短く，主語と述語を意識しよう

　自分が伝えたい内容が他の人にも同じように伝わるかどうかと客観的に考える習慣を身につけることは，どんなときにも大切です．しかし研究となると，一段と高いレベルでこの習慣が要求されます．

　自分だけがわかっていて，ほかの人には伝わりにくい，いわば"独りよがりの文章"から脱却する鍵は，主語と述語の関係を強く意識して文章を書くことです．

　日本人は主語を抜いて話すのが特徴だそうです．たしかに，私たちは日常生活でいちいち「私は…」と主語を入れて話してはいませんよね．「おなかすいたなぁ」とは言いますが，「私はおなかがすいたなぁ」とはふつうは言いません．しかし研究論文では，「誰が（主語）‐どうした（述語）」の関係が明確であることが大切です．主語が違えば「結果」がまったく別の意味をもってしまうこともあるからです．

　"独りよがりの文章"に共通する特徴は，文章が長いことです．1つの文章にいろいろな要素が盛り込まれてしまうと，結局伝えたいことが明確でなくなります．このような文章をよく分析してみると，たいがい主語が2つ以上含まれてしまっています．たとえば，「Aは○○であることから△△が多く，□□な状況からBが生じた」というような文章です．このような文章は，「Aは○○であることから△△が多かった．△△は□□な状況におかれることが多い．Bは，そうした□□な状況から生まれた」というように，文章を3つに切り分けて表現することで，ずっとわかりやすい文章になります．

　3つの短い文章のなかに，それぞれ主語と述語がきっちりと含まれていることに注目してください．主語‐述語関係が明確である文章を書こうとすると，おのずと文章が短くなるのです．

1　質的研究論文における結果の書き方

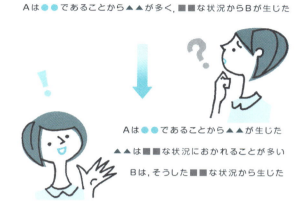

②カテゴリーやサブカテゴリー，コードを系統的に説明しよう

　データ分析の結果得られたカテゴリーやサブカテゴリー，コードをどのような順番で書くと，読み手がいちばんわかりやすいだろうか？　と考えてみましょう．そして，1つの書き方のパターンを決めたら，そのパターンを崩さずに，同じ調子に書いていくと，読み手には理解しやすいです．たとえば，**図5-1**に示したような分析結果を得た研究があったとします．このような結果が得られたとき，どのような順番で説明するとよいでしょうか？

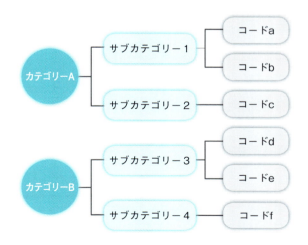

図5-1　分析結果

〈カテゴリーはAとBの2つ〉
まず，カテゴリーにはAとBという2つのものが見出されたことを述べます．

〈カテゴリー Aの定義〉
次に，カテゴリー Aとはどのようなカテゴリーであるのかを説明し，さらにカテゴリー Aにはサブカテゴリー 1とサブカテゴリー 2が含まれていたことを述べます．

〈サブカテゴリー 1の定義〉
サブカテゴリー 1とはどのようなサブカテゴリーであるのかを説明します．さらにサブカテゴリー 1にはコードaとコードbが含まれていたことを述べます．

〈コードaとコードbの定義〉
コードaおよびコードbとはどのようなコードであるのかを説明します．

〈サブカテゴリー 2の定義〉
サブカテゴリー 2とはどのようなサブカテゴリーであるのかを説明します．さらにサブカテゴリー 2にはコードcが含まれていたことを述べます．

〈コードcの定義〉
コードcとはどのようなコードであるのかを説明します．

1 質的研究論文における結果の書き方

〈カテゴリーBの定義〉
カテゴリーBとはどのようなカテゴリーであるのかを説明し，さらにカテゴリーBにはサブカテゴリー3とサブカテゴリー4が含まれていたことを述べます．

〈サブカテゴリー3の定義〉
サブカテゴリー3とはどのようなサブカテゴリーであるのかを説明します．さらにサブカテゴリー3にはコードdとコードeが含まれていたことを述べます．

〈コードdとコードeの定義〉
コードdおよびコードeとはどのようなコードであるのかを説明します．

〈サブカテゴリー4の定義〉
サブカテゴリー4とはどのようなサブカテゴリーであるのかを説明します．さらにサブカテゴリー4にはコードfが含まれていたことを述べます．

〈コードfの定義〉
コードfとはどのようなコードであるのかを説明します．

図5-2　分析結果の系統的な説明の例

図5-2にあるように，一つひとつのまとまりを大事にして，大きなコードから小さなコードへと順序立てて説明していくと，複雑な内容も案外すっきりと説明することができるでしょう．また，ここで注目していただきたいのは，カテゴリーやサブカテゴリー，コードが，それぞれどのようなことを意味しているのかという「定義」を，そのつど明確にしながら説明を重ねていくことです．

　カテゴリーやサブカテゴリー，コードの関係は，"積み木"のようなものです．土台になるピースがどのようなものか，ピースとピースの関係がどのようなものかということが明らかでないと，その上に新たなピースを積み上げようとしても土台が固まっていないので，簡単に崩れてしまうのです．しっかりと地固めするイメージで，一つひとつのピースを定義することが大切です．

　このように，分析プロセスから引き出されたカテゴリーやサブカテゴリー，コードは，そのままの形では「結果」にはなりえません．読み手にとってわかりやすくなるように，説明する順番や内容を考えて再構成されたものが，「結果」として記されるのです．

③分析結果のもつビビッドさが伝わるように工夫しよう

　"独りよがりの文章"にならないように注意をはらい，カテゴリーやサブカテゴリー，コードを系統的に説明することができたなら，研究論文としてまずまずの仕上がりになっていることでしょう．しかし，質的研究の場合はここに，「現実性」（能智，2005，pp.164-165）☞が加わることがポイントです．"なるほどそれは経験的にも納得がいく結果だ"とか，"そうとは知らなかったが言われてみるとそうなのかもしれない"という「現実へのあてはまり感」を与えることがとても大切なのです．

　カテゴリーやサブカテゴリー，コードを系統的に説明することは，先に述べたとおり重要なことです．が，それだけで終わってしまうと，往々にしてごく常識的な説明の羅列に終わってしまうものです（Charmaz, 2006／2008, p.163）☞．

　その結果，データがもともともっていた力強さが失われてしまい，"だから何？"という印象を読み手に与えてしまいます．分析結果に息を吹き返させるためには，研究者であるあなたの感受性が必要です．何が大切で，何が大切でないかということ，つまりは分析結果の論点を見出し，それを独創的

☞ 能智正博（2005）．質的研究の質．伊藤哲司，能智正博，田中共子編，動きながら語る，関わりながら考える――心理学における質的研究の実践 (pp.155-166)．京都：ナカニシヤ出版．

☞ Charmaz K (2006)／抱井尚子，末田清子監訳 (2008)．グラウンデッド・セオリーの構築――社会構成主義からの挑戦．京都：ナカニシヤ出版．

で意味のあるものにする必要があるということです(Charmaz, pp.166-167).

　具体的には，たとえばカテゴリーやサブカテゴリー，コードの説明をひと通りすませたあとに，具体的な事例(1例でもよい)を用いて，先のカテゴリーやサブカテゴリー，コードを組み立てなおして説明するという方法があげられます．このようなケーススタディが加わるだけで，カテゴリーやサブカテゴリー，コードのもつ独創性や意味が生き生きとよみがえることが少なくありません．

　研究論文だからといって，つまらない読み物である必要はありません．もともと研究の動機があったわけですから，どのような分析結果もその動機へのレスポンスであり，研究者の生命が宿っているはずなのです．

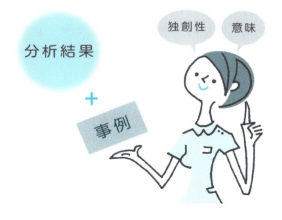

Step5 ●結果・考察を書くステップ

2 質的研究論文における考察の書き方

「結果」の章を書いたあとに訪れる脱力感が意味するもの

　研究成果を論文にまとめる際に，「結果」の章のあとに，通常は「考察」の章が続きます．「考察」の書き方に焦点をあててみましょう．

　データ分析，そしてその分析結果の執筆は，なんといっても研究のヤマ場です．かなりの知的労力を費やすため，「結果」を書き上げた時点で，達成感とともに脱力感に襲われるかもしれません．私は以前，博士論文で「結果」を書き上げたあと，強烈な脱力感を経験しました．眠ったり，ショッピングしたりして，論文に向き合わない時間が1週間も続きました．そしてふと，"こんな生活を続けていたらいつまでたっても論文が完成しないのでは？"と遅まきながら気がついて，あわてて「考察」に取り組んだのです．いま思えば，あの怠惰な1週間は，「結果」までがんばった自分を労いつつ，「考察」の執筆に向けて英気を養う準備期間でした．といえば聞こえはいいですが，実のところ「考察」を書くことへの不安感や自信のなさが行動となって現れた時間でもあったと思います．「考察」で私は何を書くべきか，そのためにはいま何をすればよいのかが，よくわかっていなかったのです．

　試行錯誤しながら自ら学んだ経験は力になります．が，転ばぬ先の杖ではありませんが，あらかじめ「考察」に書くべきことや，そのために行うべきことを知っていれば，私のように1週間を棒に振らずにすむかもしれません．そこで，まず「考察」とは何であるかを整理し，次いで「考察」に書くべき内容と注意点を述べていきたいと思います．

　なお，以下の内容は，研究論文の構成とよりよい書き方について論理的に説明している平泉光一先生（新潟大学農学部准教授）のサイト☞を参考にしています．

☞ 平泉光一先生のサイト（新潟大学農学部准教授）
http://homepage3.nifty.com/hiraizumi/starthp/subpage08.html

「考察」とは：よく調べて考えをめぐらす

　「考え察する」という文字からもうかがえるとおり，考察とは，ある物ごとを明らかにするためによく調べて考えをめぐらすこと（デジタル大辞泉☞）をいいます．研究論文において「ある物ごと」とは，とりもなおさず「研

☞ 朝日新聞社・ECナビ：デジタル大辞泉．http://kotobank.jp/（2014/10/13検索）

2 質的研究論文における考察の書き方

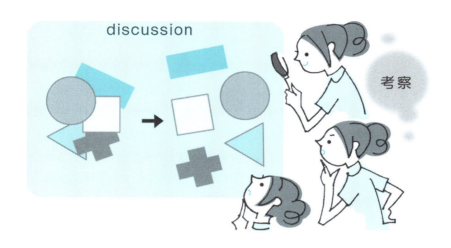

究目的」のもとになった研究問題です．つまり，研究論文における「考察」とは，研究目的を達成するために，研究の結果や方法についてよく調べて考えをめぐらすことだといえます．

よく調べて考えをめぐらすためには，自分の研究と関連する先行研究や文献と照らし合わせ，ああでもないこうでもないと自分の心の声で議論する必要があります．考察は英語で"discussion"といいますが，この言葉は考察のほかにも，話し合い，議論，論考などの意味をもっています．過去の知見をもとにして自分の研究についてさまざまな角度から吟味する場が，研究論文における「考察」なのだといえます．

「考察」で考えるべきこと

それでは，「考察」の場で，自分の研究について考えるべきことはどんなことでしょうか．以下にその4つのポイントを紹介します．

●「結果」に関すること

吟味すべき第一の点は，「結果」がどのようなものであったのかという点です．本研究をとおして達成したかったこと（研究目的ですね）がどのように達成されたのか，それによって何が明らかになったのかを検討します．い

わば「研究目的」のもとになった研究問題（pp.21-23参照）に対する回答のようなものです．

すでに「結果」の章で回答が示されているのに，どうしてわざわざ「考察」で繰り返すの？　そう疑問に思うかもしれませんね．「考察」は「結果」の繰り返しや要約ではないことに注意してください．「考察」とは，「結果」で得られた内容をもっと広い文脈に位置づけ直し，その内容がどういう意味や価値をもつかを，すでに明らかになっている知見と照らし合わせて吟味する場です．そのため，「考察」を書くときには関連領域での先行研究や既存の文献が欠かせません．研究を始める前に読んでいた研究論文や書籍だけでは足りず，あらたに文献検索を行うことが必要になるかもしれません．

自分が行った研究の「結果」を，すでに明らかになっている知見と照合して吟味するとき，とくに，自分の研究の「結果」には存在し，ほかの研究には存在しない知見に注目しましょう．ほかの研究に存在しない独自の知見が得られたのなら，それはおそらく"発見"または"新知見"で，あなたの研究のオリジナリティが光る部分です．何が，どのように新しい知見なのかを，読み手にわかりやすく，魅力的に伝えるように書きましょう．

また，考察では「本研究の知見は，先行研究Aの結果に類似する」「本研究でも先行研究Bと同様の結果が得られた」というふうに，すでに明らかにされている知見との共通性や整合性を論じることがあります．このような論考には，既存の知見にさらに根拠を与えるという意味での価値があります．が，

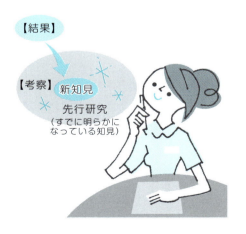

共通性や整合性の主張だけで終わってしまうと，あなたがその研究に新たに取り組んだ意味がないことになってしまいますので，用心してください．

実際に，先行研究とまったく同じ結果が得られるということは，ふつうはありえません．共通点への言及はほどほどにして，むしろ異なる部分に注目し，どのように，なぜ異なっているのかをていねいに検討してみてください．そこにあなたの研究の新知見が含まれているかもしれないのです．

●「研究方法」に関すること

「研究方法」に関する考察も非常に大切です．なぜなら，「研究結果」はその研究において，どのような方法でデータが定義され，収集され，分析されたかということに強く影響を受けるからです．

- あなたの用いた研究方法は，結果にどのような影響を与えたでしょうか？
- それは，研究目的を達成するために適した方法だったでしょうか？
- どんな点が適切だったのでしょうか？
- 適切でない方法だったとすれば，どんな点を改善するべきでしょうか？

●看護への示唆

「結果」に示された事柄が，看護の実践や教育あるいは研究になんらかの方向性を指し示すと考えたら，その内容を具体的に記すとよいでしょう．看護ケアの対象者である患者さんに焦点をあてた研究では，研究を通して患者さんの生活や体験が明らかになることで，望ましい看護のあり方が具体的に見えてくると思います．

また，看護ケアの提供者であるナース，あるいは看護ケアの内容に注目した研究では，看護の一側面が明らかになることで，研究をとおして看護の実践・教育・研究に示唆したいことがたくさん見えてくることでしょう．

●研究の限界と課題

その研究で果たせなかったことがあるならば，それはどのようなことか，なぜ果たせなかったか，どのように改善すればそれを克服できるのかなど，研究の限界や課題について具体的に考えてみましょう．研究の限界と課題を明らかにすることは，あなたの研究成果を看護の実践や教育，研究に利用し

ようとする人々に対して，その利用範囲を示し，「この点についてはさらなる検証が必要ですから慎重に利用してください」という注意を喚起することにつながります．また，今後このような研究が必要だという方向性を指し示し，科学の進歩を助けることになります．そのため，自分の行った研究の足跡を真摯に振り返り，その限界と課題について明らかにすることはとても大切なのです．

では，どのような点を振り返るとよいのでしょうか．まずは，あなたの研究目的が，どの程度達成されたかを考えてみましょう．

- 研究目的に対してあらゆる可能性が検討され，明らかにされたのでしょうか？
- それとも研究目的の一部分だったでしょうか？
- あるいは，研究目的は果たせなかったのでしょうか？

もし，明らかにできたことが研究目的の一部分にかぎられていたり，研究目的が果たせていなかったりしたら，その原因について考えてみましょう．どこに原因があったと考えられるでしょうか．研究問題の設定，文献検討，研究参加者の選択，データ収集方法，データ分析方法，それ以外のどこかなのでしょうか．

最後に，それらの原因を除去・軽減するための改善策を考えてみましょう．原因は，どのようにしたら取り除く，あるいは最小限にとどめることができるのでしょうか．この改善策が，いわゆる「今後の課題」です．

ここでは，「研究の限界」を克服することが「今後の課題」であること，つまり「研究の限界」と「今後の課題」につながりがあるということに注目しましょう．

「考察」のチェックポイント

最後に，「考察」を書くときに押さえておくべきチェックポイントを紹介します．わかっているつもりでも，いったん書きはじめると夢中になってしまい，なかなか客観的に考えられないものです．書いたものを何度も読み返す，あるいは同僚に読んでもらうなどして，以下のチェックポイントが押さ

えられているかどうか確認してください．なお，質的研究論文では「結果および考察」のように「結果」と「考察」を一緒にする場合もありますが，以下の内容は，「結果」と「考察」を別々に書くという前提でお話しします．

□「結果」を根拠としない議論を展開していないか

「考察」で展開される議論は，すべて「結果」に明示されていることに基づいて行われます．どんなに魅力的な議論や主張でも，それが自らが導き出した「結果」に基づいていない場合には「考察」に記すべきではありません．

□「考察」で新たな「結果」を提示していないか

「考察」に示されるデータやその分析結果は，すべて「結果」に明示されていることが前提となります．「考察」で新たなデータを紹介したり，新しい分析結果を示したりすることは避けましょう．

□「結果」の続きを書いていないか

「考察」の章で，「結果」の続きを展開することのないようにしましょう．実のところ，どこまでが「結果」で，どこからが「考察」かを判断することは容易ではありません．けれども，次のような考え方で区別することは可能でしょう．

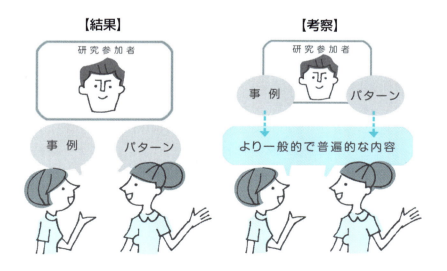

- 「結果」:「結果」というのは，研究対象（研究参加者）となった個別の事例もしくは事例にみられたパターンについて述べる場です
- 「考察」:「考察」とは，そうした個別の事例やパターンをとおしてみえてきた，より一般的で普遍的な内容を論じる場であると考えられます．「考察」でみられるこうした一般化や普遍化は，「考察」というものが，本来「研究目的」のもとになった研究問題への回答としての役割をもつことから生まれる特徴です

したがって，「考察」の章でありながら，事例紹介や事例にみられるパターン分析が展開されていたら，その部分は「結果」の章に書き含めるように，論文構成を見直しましょう．そして，「考察」の章では，前述のとおり，①「結果」に関すること，②「研究方法」に関すること，③看護への示唆，④研究の限界と課題，の4点に的を絞って書くとよいでしょう．

☐ 論理が飛躍していないか

順序や段階を踏まずに急に飛び離れたところに移ることを「飛躍」といいますね．一般的には，「めざましい飛躍を遂げる」というようによい意味で用いられますが，「考察」において「飛躍」は歓迎すべきものではありません．

「考察」において論理の飛躍が起きるときには，主に2つのパターンがあります．1つは思考内容に飛躍がある場合，もう1つは論述内容に飛躍がある場合です．

①思考内容に飛躍がある場合

この場合にも，多くのバリエーションがありますが，その1つに包摂関係の読み違えがあります．たとえば「犬は哺乳動物である」，という命題は正しいですが，「哺乳動物は犬である」という命題は正しくないですね（哺乳動物は犬以外にもたくさん存在します）．これと同様に，たとえば，ある事柄（事柄Aとします）が別の事柄（事柄Bとします）に含まれるような関係であることが研究の結果明らかになったときに，「事柄Aは事柄Bである」ということは言えても，「事柄Bは事柄Aである」が正しいとは言えないことがあります．にもかかわらず，「事柄Bは事柄Aである」と言い切ってしまったら，論理の飛躍を生じさせることになります．

論理学で，ある概念がより一般的な概念に包み込まれること．特殊が普遍に従属する関係．たとえば，動物という概念は生物という概念に包摂される（デジタル大辞泉）．

②論述内容に飛躍がある場合

　論述内容に飛躍がある場合というのは，たとえば，「事柄Aから事柄Bへ，そして事柄Bから事柄Cへ〜」というように，順序を踏んで説明すれば問題ないのですが，「事柄Aが生じたあと，事柄Cが生じ〜」というように順序を飛ばして考察したり，あるいは「事柄Aが生じたために事柄Cが生じ……」というように因果関係を思わせるような表現を使ったりすることです．このようなとき，読み手にとって「考察」に書かれた内容は非常に理解しがたいものになってしまいます．

Review 2 質的データの分析，結果と考察を書く，を振り返る

Step 4 質的データを分析するステップ

●コード化とは

　Step4でははじめに，架空のインタビューデータをご紹介し，それを使って「データ分析」の実際をシミュレーションしました．そして，データ分析の基本的な考え方をお話ししました．質的データの分析は，ほとんどすべての場合，「コード化」に始まります．コード化とは，データをまとまりごとに分け，簡単な言葉で名前をつけて，それぞれのまとまりを解釈するための抽象的な考えを生み出せるよう，分析的な取っかかりを提示する作業です．コード化は，主に「洗い出し」段階と「まとめ上げ」段階の2つから成り立っています．「洗い出し」の段階では，データを注意深く読み，意味のまとまりに沿って区切り，データに忠実な名前をつけます．「まとめ上げ」の段階では，洗い出し段階のコード化で生まれた膨大な数のコードを分類し，整理し，統合して，それらのコードに共通して見出される意味を表す名前をつけます．

●洗い出し段階のコード化

　このプロセスはちょうど，料理の下ごしらえの過程に似ています．データは，料理でいうところの素材です．洗い出し段階のコード化では，素材のもつ可能性を引き出し，持ち味が引き立つように，泥を荒い流し，合理的な大きさに切り分け，余分な部分をていねいにそぎ落としていくのです．すこし面倒かもしれませんが，今後データの分析を進めていくうえで，このひと手間は非常に大切です．洗い出し段階のコード化には4つのポイントがあります．

①適切な長さに切り分けよう
②データに忠実でいよう
③データを比較しよう
④こだわりのない心をもとう

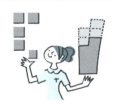

データの洗い出しの段階では，データの余分な部分をそぎ落とすことは必要ですが，ただ大まかに述べればよいとか，抽象的に表現すればよいといったことではありません．データのなかには，初めに読んだときはピンとこなかったけれど分析を続けていくと次第にその重要性が浮きぼりになってくる，というものがよくあります．そういう隠れた重要性を大切にして，データに現れている具体的な描写やニュアンスは，できるかぎりていねいに拾い上げ，コード名にあげるように心がけましょう．

●まとめ上げ段階のコード化

　まとめ上げの段階は，洗い出し段階で生まれたコードを抽象的，概念的にまとめ上げるプロセスです．洗い出しの段階で，いったん細かく切り分けられた食材を，もう一度お鍋に戻して「まとめ上げる」ようなイメージですね．まとめ上げ段階のコード化を行うときのポイントは4つです．

①洗い出し段階のコードを繰り返し読もう
②「いつ，どこで，なぜ，誰が，どのように，その結果は？」に注目しよう
③まとめ上げ段階のコード同士のつながりを意識しよう
④洗い出し段階のコードやデータに戻って確認しよう

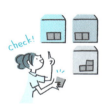

Step 5 結果・考察を書くステップ

●質的研究論文における結果の書き方

　データを分析したものを，論文中にどのように「結果」として提示するかということは，案外難しいものです．分析結果をそのまま提示したものが「結果」ではなく，分析結果が読み手にわかりやすいものになるように再構成したもの，それが「結果」なのです．「結果」の書き方には，ポイントが2つあります．

①研究目的との一貫性を強く意識しよう
②読み手にとってわかりやすく生き生きとした内容になるように再構成しよう

①研究目的との一貫性を意識する

　いちばん大切なのは，研究目的からはずれないことです．データ分析をしていくなかで，データの内容に引っ張られてしまい，本来の目的とは違った方向で分析をしてしまうことがあるかもしれません．「結果」には，研究目的と矛盾なくつながる内容を提示することが大切ですから，分析のプロセスではいつも研究目的を念頭においていなければなりません．

②読み手にわかりやすい「結果」を書くためのポイント

　また，読み手にとってわかりやすい「結果」を書くためには3つのポイントがあります．

a．文章は短く，主語と述語を意識しよう
b．カテゴリーやサブカテゴリー，コードを系統的に説明しよう
c．分析結果のもつビビッドさが伝わるように工夫しよう

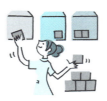

　このうちc．の工夫には，たとえばカテゴリーやサブカテゴリー，コードの説明をひととおりしたあとに，具体的な事例（1例でもよい）を用いて，先のカテゴリーやサブカテゴリー，コードを組み立てなおして説明するという方法があげられます．このようなケーススタディが加わるだけで，カテゴリーやサブカテゴリー，コードのもつ独創性や意味が生き生きとよみがえることが少なくありません．

● 質的研究論文における考察の書き方

　研究論文では，通常「結果」のあとにくるのが「考察」です．「考察」とは，過去の知見をもとにして自分の研究についてさまざまな角度から吟味する場です．「考察」で，自分の研究について考えるべきことは，①「結果」に関すること，②「方法」に関すること，③看護への示唆，④研究の限界と課題，の4点です．

　「考察」を書くときに押さえておくとよいチェックポイントは，次の4点です．

□「結果」を根拠としない議論を展開していないか
□「考察」で新たな「結果」を提示していないか
□「結果」の続きを書いていないか
□ 論理が飛躍していないか

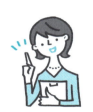

　わかっているつもりでも，いったん書き始めると夢中になってしまい，なかなか客観的に考えられないものです．書いたものを何度も読み返す，あるいは同僚に読んでもらうなどして，チェックポイントが押さえられているかどうかを確認してください．

Column 2 論理的一貫性のある論文を書くには

おもしろくて読みやすい論文との出会いはラッキーなこと

研究論文を読んで,"おもしろくて読みやすい！"と感じたことはありますか？ そんな論文に出会ったあなたは,とてもラッキーです．よい論文,心ひかれる論文は,研究をとおして得られる看護の知を深く理解し,実践に活かすための貴重な財産です．そして,その論文のよいところを真似したり,論文から得た知識を用いたりして,自分の論文の質を上げることもできるのです．

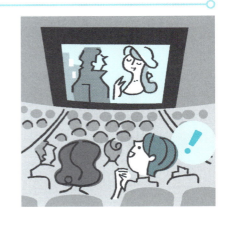

論文のおもしろさや読みやすさは,まずもって論文の主題（研究テーマ,研究目的,主要概念）が自分の関心に近いときに感じられるでしょう．もう1つ,おもしろさや読みやすさの決め手となるのは,研究論文に一本の線が貫かれているかどうかです．

好きな小説や映画を思い出してみましょう．なぜ私たちはその小説や映画にひかれるのでしょうか？「ストーリーのよさ」は,その理由の大きな部分を占めると思います．ストーリー,すなわち物語の流れは,"初め"と"中間"と"終わり"から構成されています．物語の中間で,私たちの思いもよらない展開があり,予想を超えた結末になることがあります．ですが,そのような展開や結末によって物語の流れが混乱することなく,むしろ終わりには「読みごたえがあった」「スリル満点だった」「感動した」という印象が残るとき,私たちはその小説や映画に満足できると思います．

論理的一貫性によって深まる理解

このように満足できるのは,いったいなぜでしょう？ 思いもよらない展開や予想を越えた結末であっても,それらは脈絡がなく突然生じた変化ではなく,なんらかの予兆なり伏線があるので,私たちにそのように変化した理由が理解でき,納得できるからではないでしょうか．物語に貫かれる一本の線がしっかりしていればいるほど,変化が変化として感じられやすく,人の心を打つ印象深い作品となります．

実は研究論文にも，これと同じことがいえるのです．論文中に記されているさまざまな情報が論理的な一貫性をもって書かれているとき，私たちはその論文の内容を理解し，納得することができます．「なるほど，こういう患者さんだったらこういう気持ちになるだろうな」「こういう患者さんがこんなことをするのは意外だわ」といったふうにその内容に引き込まれたり，「こういうことって，私の病棟でもあるな」と自分の境遇に引き寄せて考えたりすることができるのです．

　研究論文における論理的一貫性は，研究を構成する要素，すなわち研究テーマ，研究の背景と動機，文献検討，研究目的，研究方法，結果，考察などが，相互に関連し合うことによって保たれます．研究の目的を果たすのにふさわしい研究方法がとられ，その研究方法によって得られた結果が研究目的に即したものであり，結果に基づいた考察になっている．私たちが"おもしろくて読みやすい"と感じる論文は，たいていそのようなつくりになっています．

理論的パースペクティブを明確に！

　論理的一貫性のある研究論文を書くうえで，もう1つ大切なことがあります．それは，「理論的パースペクティブ」を明確にすることです．「理論的パースペクティブ」というと難しそうな響きがありますが，要するに，「研究者の立ち位置」のことです．つまり，研究者がどのような理論や哲学に基づいてその研究に取り組んでいるかということです．

　「理論的パースペクティブ」は，方法論を導くとともに，結果の解釈を方向づけるものです．いい換えればそれは，研究方法，結果，考察といった，研究論文を構成する要素を一貫してつなぎとめる，いわば論文の"背骨"といえます（北，谷津，2009，p.11，pp.14-15）☞．「理論的パースペクティブ」がしっかりしている論文は，おのずと論理的一貫性が保たれるしくみになっているのです．

☞
北素子，谷津裕子（2009）．質的研究の実践と評価のためのサブストラクション．東京：医学書院．

サブストラクションの活用

　「理論的パースペクティブ」が，その研究論文全体にどれくらい浸透していて，論理的一貫性がどれくらい保たれているかを評価する（クリティークする）ための1つのツールに，「サブストラクション」があります．サブストラクションとは一般に，研究の理論的パースペクティブと研究方法とのつながり（論理的一貫性）を確認するた

めの方法論です．

　サブストラクションはもともと，仮説検証型の研究に適するといわれ，主に量的研究のクリティーク・ツールとして活用されてきました．そして，仮説をもたないで臨む研究や研究プロセスのなかで仮説生成と検証を繰り返していくようなタイプの研究（ほとんどの質的研究が該当します）には向かないとされてきました．

　しかしながら，先ほどから述べているように，研究論文を構成する要素が論理的一貫性を保って相互に関連しあうことは，量的研究のみならず，質的研究においても重要なことです．そこで，北，谷津（2009）は，質的研究におけるサブストラクションのワークシートを開発し，質的研究論文における論理的一貫性を具体的にどのように評価していくのか，その手順や視点を示しました．

　このワークシートを活用することによって，質的研究論文における論理的一貫性や理論的パースペクティブに注意をはらい，より慎重に自身の研究を計画し，実施し，論文にまとめるようになることが期待できます．また，このワークシートを活用することで，これまでよりも要点を押さえて質的研究論文を読むことが可能になるでしょう．

理論的パースペクティブと論理的一貫性に関する注意

　自分が取り組む研究の「理論的パースペクティブ」を明らかにすること，そして，その「理論的パースペクティブ」と矛盾なくつながる研究目的，研究方法，結果，考察を導きだすことが，「論理的一貫性」が保たれた，読み手にとっておもしろく読みやすい研究論文を書く手がかりになることをお話ししてきました．

　しかし，このことは得られたデータを，すでに存在する「理論」に当てはめるということではありません．

　この誤解は，「理論的パースペクティブ」を量的研究における概念枠組みと同一視することによって生じるものです．質的研究における「理論的パースペクティブ」（理論的前提や哲学的基盤ともよばれます）は，量的研究における概念枠組みのように，得られたデータを分類し整理するために，あらかじめ準備しておく"思考の整理箱"のようなものではありません．

　そうではなくて，「理論的パースペクティブ」とは，研究者がどのような理論や哲学に基づいてデータを集め，分析し，考察するかという，研究者の視点や視線を表明するものです．

　人が見るものや聞くもの，考えることは，その人がどこに立って見たり聞いたり考

えたりするかということに大きく左右されます．これと同様に，研究者がどの位置に立って現象をデータとして切り取り，そのデータから物ごとを考えるかということが，質的研究の生命線となります．この意味で，「理論的パースペクティブ」とは，研究者の立ち位置の表明であると同時に，研究者の視点や視線の表明でもあるのです．

枠にはまらない新しい発見を！

　あくまで「立ち位置」ですから，研究者は，足場にした理論や哲学の枠を越えてもっと先を見ることができます．質的研究では，得られたデータを既存の枠組みにあてはめるのではなく，むしろ枠にはまらない新しい発見があることが期待されるのです．このような発見のプロセスは，得られたデータを既存の理論にあてはめるという演繹的な発想とはまったく逆の方向であることに注意してください．

　ちなみに，「理論的」とありますが，かならずしも○○理論という定式化された理論である必要はありません．たとえば，先行研究において明らかになっている知見のうち，自分の研究の足場になっている知見があったとします．この場合，その知見をもとに先を見据えることができるという点では，先行研究に示された知見が自分の研究の立ち位置，すなわち「理論的パースペクティブ」であるといえます．

まとめ

質的研究を実践に活かすために
──質的研究と看護実践の密な関係

まとめ ● 質的研究を実践に活かすために──質的研究と看護実践の密な関係

1 質的研究になぜ取り組むか

　この本のまとめとして，私が質的研究に取り組むことになった理由や質的研究と看護実践の密な関係についてお話しし，ナースのみなさんにメッセージを残したいと思います．

● 質的研究に関心をもったきっかけ

　少々唐突かもしれませんが，そもそも私がなぜ質的研究に関心をもち，研究に取り組んでいるかということをお話ししたいと思います．その昔，私はいわゆる「理系志向」でした．女子高のなかではマイノリティである理系コースに属し，とくに力学を学ぶことが好きだったので，将来自分は物理学の世界で生きていくだろうと漠然と思っていました．

　ひょんなことから看護学を志し，看護大学に進学したのですが，基本路線は変わらず「理系志向」で，卒業論文も量的研究に取り組みました．変化したきっかけは，卒業後，助産師となって臨床に出たことです．1年，2年と過ぎるころ，自分にすこし余裕が出てきたためでしょうか，ふとした瞬間に，妊産婦さんの目線や表情，しぐさが，私に対して意味をもって迫ってくるように感じられました．

　布団の中で丸くなり，ちらっと私のほうをうかがうある産婦さんが，「できるだけ内診をしてほしくないんです．夫以外の人には極力その部分を見せたくなくて」と私に打ち明け，「お産のときはしかたないとあきらめているけれど」と静かに語ったことを，昨日のことのように思い出します．また，流産したあと数日入院していたある女性は，新生児室に寝ている赤ちゃんたちを1人で窓越しに眺め，小さな声で唄を歌っていました．「子守唄ですか？」と尋ねるとその女性は小さくうなずき，「看護師さんはみなさんお忙しいから，私の話を聞いて，というのは無理なお願いでしょうね」とうるんだ瞳で私を見つめました．

　産婦さんや女性が「あきらめ」や「無理」と感じていること，つまり，極力内診をされずに安全に出産することや，流産後に心に傷を負った女性の話を聞くために看護者が十分な時間をとることは，実は，看護者の相応の対処や配慮があれば，なんら支障なくできてしまうことです．問題は，産婦さんや女性にそれらの対処や配慮を「あきらめ」や「無理」と感じさせてしまっている看護者側のかかわりにあるのだということを，そのとき悟りました．

1 質的研究になぜ取り組むか

●必要とされる看護とは

臨床での経験をとおして私は，対象者の生きる世界を知ることが，看護を行ううえで最も大切なのではないかと感じるようになりました．対象者がこれまでどのように生きてきて，何に困り，何に喜びを感じているかを具体的に知れば知るほど，看護者である自分

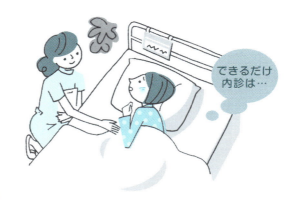

に必要とされていることがわかり，相手にとって必要な看護ができる．ごくあたり前のことかもしれませんが，いまでも私はこれが看護の基本となるものと考えています．

そして，看護者としてかかわる人の数が増えるにつれ，対象者の生きる世界がいかに多様かということも思い知りました．個々のケースの独自性は，その他のケースとの比較から生まれます．個を知ることは，全体を知ることでもあるのです．

●看護者 - 対象者の相互作用への関心

「対象者の世界」をもっと知りたいという私の関心は，「対象者の世界を知ろうとする看護者の世界」にも広がっていきました．看護者は，対象者に対してどのように関心を寄せるのだろうか，そして，対象者に寄せる関心に，看護者の感性や知性，看護者と対象者の相互作用がどう関与しているのだろうか，という疑問です．これらの疑問について研究的にアプローチする手段として，私は質的研究を選びました．

なぜなら，質的研究が追究するにふさわしい現象には「未知な現象」「特異な現象」「ばらつきのある現象」「不確かな現象」がありますが，これらは私が関心をもつ現象にぴったりと当てはまるからです（pp.9-14参照）．このようなことから，私は臨床に出たあとは，主に質的研究に取り組んできました．最近では「理系志向」から遠ざかりすぎていると反省し，もうすこし数量的なセンスを磨きたいと思っているところです．

まとめ ● 質的研究を実践に活かすために──質的研究と看護実践の密な関係

2 質的研究と看護実践の類似点

● "なぜ" や "もしかしたら" を系統立てて探究する

　ところで，臨床での看護実践をとおして生まれた疑問を解決するのに，質的研究がマッチするのはいったいなぜでしょうか？　それは，質的研究で行うデータ収集や分析のプロセスが，臨床で行う看護の実践に似ているからではないかと考えます．質的研究は，研究者が研究参加者の環境に溶け込み，研究参加者とかかわっているときに自分の心のなかで聞こえてくる "なぜ" や "もしかしたら" といった声を，研究的に，つまり入念に系統立てて探究していく試みだと私は理解しています．探究する手段としては，多くの場合，インタビューや参加観察によって，研究参加者の話を聞いたり行動を観察したりする方法がとられます．

　一方，看護実践においても，対象者とかかわっているときに，ナースが "なぜ" と疑問をいだいたり "もしかしたら" と考えた場合，それらの問いを探究していくためにナースは，対象者と話をしたり行動を観察したりすることでしょう．研究的な問いをいだき，その問いをインタビューや参加観察などで追究していくプロセスは，実践的な問いをいだき，その問いを対話や観察によって追究していくプロセスと，よく似ています．質的研究におけるデータ収集と，臨床のナースが対象者に対して行っている情報収集は，互いに類似しているのです．

　また，質的研究を行う際，収集したデータ（研究参加者の語りやフィールドノーツに記された観察記録など）は，研究参加者の視点に立って注意深く読み解かれます．研究者があらかじめ想定した枠組みに，研究参加者の語りやふるまいの意味を当てはめるのではなく，研究参加者の語りやふるまいの意味をていねいに分析して，研究参加者の生きる世界をデータから描き出していきます．一方，看護実践においても，対象者の語りを聞き取り，ふるまいを観察するときには，ナースの先入観（この人は○○に違いないという思いや決めつけ）は極力入り込ませないで，対象者の語りやふるまいが意味することを，対象者の視点に立って知ろうとするのではないでしょうか．先入観を一切排除することは難しいのですが，少なくとも，先入観だけで対象者の語りやふるまいの意味を判断することは避けようとするでしょう．得られたデータを研究的に分析していく立場は，得られた情報を看護的にアセスメントしていく立場と，とてもよく似ています．質的研究におけるデータ分析

と，臨床のナースのアセスメント過程は，互いに類似しているのです．

●質的研究の看護実践へのメリット

このように，質的研究には，データ収集やデータ分析のプロセスにおいて等身大の看護実践と重なる点が多いのです．が，実はそればかりでなく，質的研究を行うことが，日々の看護実践にすぐに役立つというかたちで直接的にはね返ってくるという特徴があります．

3名のナースを招いてお話をしたときのことです（pp.198-206参照）．あるナースは，「急性心筋梗塞発症後，禁煙行動に至らなかった患者の心理過程」というテーマで，退院後も喫煙を続けてしまう患者さんの心理変化や生活環境に関心をもって研究していました．患者さんの語りを分析してみると，「あのときは苦しい思いをしたけど，もう退院もしたし，薬も飲んでいるから大丈夫だ」という安心感から吸い始めてしまうケースが多いことがわかったそうです．そして，これからかかわる患者さんに対して，「退院による安心感から再び吸い始めるかもしれない」ということを意識することで，誰しもが感じてしまう安心感を見越して，前もった看護を提供できるのではないか，と語ってくれました．

このナースは，質的研究をとおして，喫煙を再開する患者さんの思いを理解することで，いままでとは違う，一歩進んだケアが行えることでしょう．

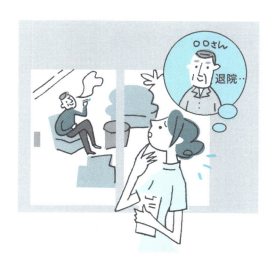

このエピソードは，質的研究を行うことが日々の看護実践に直接的に跳ね返ってきた1つの例です．

また，質的研究において研究参加者の語りやふるまいを理解したり解釈したりするとき，その理解や解釈の前提に，プリンシプル・オブ・チャリティ☞があるといわれています．プリンシプル・オブ・チャリティとは，「人の発言を理解しようとするときには，その人の言っていること，考えていることは，基本的に正しいとする」（冨田，1998，p.15）☞，または「相手の言っていることはつじつまが合っていて理解可能である，ということをまず最初に仮定する」といった基本的な姿勢です．このような姿勢があるからこそ，研究者は研究参加者の語りを無心に聴き，ふるまいを観察することに没頭することができるわけです．

プリンシプル・オブ・チャリティは，私たちナースが患者さんに向き合う姿勢と重なる面があるのではないでしょうか？　大学院で質的研究を経験したナースから，「久しぶりに現場に戻ってケアをしたら，患者さんの話をとてもよく聴けるようになっていて，自分でもびっくりしました」という話を何度か耳にしたことがあります．質的研究者として一定期間集中的に，相手の世界を深く知ろうとした経験が，患者さんの話を聴くというケアを向上させて，このナースをいっそう成長させていたのです．

質的研究を行うことによって，患者さんの体験に迫りゆく"ナース力"がつき，ケアの質が高まることが期待されることも，質的研究の看護実践へのメリットと考えられます．

●看護実践の質的研究へのメリット

また，日々看護を実践しているナースが，自分が働く環境で質的研究を行うことのメリットも，特筆するべき特徴です．多くの質的研究では，研究者が研究参加者の環境に溶け込み，環境の一部になってしまうことが求められます．そうでないと，研究参加者が研究者の存在を意識して，いつもどおりの話や行動をすることができなくなってしまうからです．

そのため，研究参加者の環境になじまない研究者が，研究参加者に接近しようとするときには，データを収集する前に，まずその研究参加者の環境の一部になるための工夫が必要となります．たとえば大学院生が患者さんに接近しようとする場合，通常，その患者さんのいる病棟などに一定期間出入り

☞ principle of charity：アメリカの哲学者 Donald Davidson（1917-2003）が提唱した概念（1984/1991）で，好意の原則，慈愛の原理，寛大の原則，善意解釈の原理ともよばれます．

Davidson D（1984）/野本和幸，植木哲也，金子洋之，高橋要 訳（1991）．真理と解釈．東京：勁草書房．

☞ 冨田恭彦（1998）．哲学の最前線――ハーバードより愛をこめて．東京：講談社現代新書．

し，患者さんとスタッフの顔なじみになろうとします．これなどは「研究参加者の環境の一部になるための工夫」の一例です．

　一方で，臨床のナースは，対象者の環境の一部を構成しています．とくに工夫しなくても，はじめから対象者の環境そのものなのです．さらに，看護する‐看護されるという関係を通じて，ナースと対象者のあいだには，すでに信頼関係が成り立っていることが多いです．この場合，対象者がナースに心を開き，心の奥にある気持ちを打ち明けてくれることが少なくなく，深く真実味のあるデータが得られることでしょう．

　看護における現実というものは，看護の対象者に対する主観的なコミットメントをとおして，初めて明るみにされるという側面をもっています．看護の現実は1つではなく，その人に深くかかわっている人だけが，その人の経験の意味を深く理解することができるのです．臨床のナースは，看護の対象者の最も近くに存在します．そうした意味で，質的研究を行ううえで恵まれた環境にあるといって間違いないでしょう．また，質的研究を行うメリットを存分に活かすことができるのも臨床のナースなのです．

＊

　質的研究を味方につけて，あなたのキャリアに磨きをかけていただけたら……と心から願っています．この本を手に取り，読んでくださったみなさん，どうもありがとうございました．

引用・参考文献

1) Aristotles/高田三郎訳(1973)．ニコマコス倫理学（下）．東京：岩波文庫．
2) Bailey D(1999)/朝倉隆司監訳(2001)．保健・医療のための研究法入門——発想から発表まで．東京：協同医書出版社．
3) Beck CT(1992). The lived experience of postpartum depression ; a phenomenological study. Nursing Research, 41, 166-170.
4) Beck CT.Reynolds M & Rutowski P(1992). Maternity blue and postpartum depression. J Obstet Gynecol Neonatal Nurs, 21, 287-293.
5) Beck CT(1997)/本田育美，田中優子，和田恵美子，小倉之子，高田美奈子，中木高夫訳(1999)．質的および量的アプローチを用いた研究プログラムの発展．Quality Nursing，5(12), 66-73.
6) Burns N & Grove SK(2005)/黒田裕子，中木高夫，小田正枝，逸見功監訳(2007)．バーンズ＆グローブ看護研究入門——実施・評価・活用．東京：エルゼビア・ジャパン．
7) Charmaz K(2006)/抱井尚子，末田清子監訳(2008)．グラウンデッド・セオリーの構築——社会構成主義からの挑戦．京都：ナカニシヤ出版．
8) Creswell JW(2003)/操華子，森岡崇訳(2007)．研究デザイン——質的・量的・そしてミックス法．東京：日本看護協会出版会．
9) Davidson D(1984)/野本和幸，植木哲也，金子洋之，高橋要訳(1991)．真理と解釈．東京：勁草書房．
10) Denzin NK & Lincoln YS(2000)/平野満義監訳(2006)．質的研究のパラダイムと眺望．質的研究ハンドブック1．京都：北大路書房．
11) Dey I(1999). Grounding grounded theory. San Diego：Academic Press.
12) 江藤裕之(2005)．看護・ことば・コンセプト．東京：文光堂．
13) Girbich C(1999)/上田礼子，上田敏，今西康子訳(2003)．保健医療職のための質的研究入門．東京：医学書院．
14) Glaser BG(1978). Theoretical sensitivity. Mill Valley, CA：The Sociology Press.
15) Glaser BG(1992). Basis of grounded theory analysis. Mill Valley, CA：The Sociology Press.
16) グレッグ美鈴，麻原きよみ，横山美江編著(2007)．よくわかる質的研究の進め方・まとめ方——看護研究のエキスパートをめざして．東京：医歯薬出版．
17) 濱田悦子，谷津裕子，吉田みつ子，佐々木幾美，西田朋子(2008)．看護学教育における倫理教育の内容と方法に関する研究．平成17〜19年度科学研究費補助金（基盤C）研究成果報告書．
18) 畑村洋太郎(2005)．失敗学のすすめ．東京：講談社文庫．
19) Health H(1998). Reflection and pattern of knowing. Journal of Advanced Nursing, 27, 1054-1059.
20) Holloway I & Wheeler S(2002)/野口美和子監訳(2006)．ナースのための質的研究入門．第2版，東京：医学書院．
21) 伊藤哲司，能智正博，田中共子編(2005)．動きながら識る，関わりながら考える——心理学における質的研究の実践．京都：ナカニシヤ出版．
22) 伊藤哲司(2005)．五感を使って観察する．伊藤哲司，能智正博，田中共子編：動きながら識る，関わりながら考える——心理学における質的研究の実践．pp.65-76，京都：ナカニシヤ出版．
23) 上條陽子(2003)．妊娠中期以降に胎児異常を診断された妊産婦の体験．日本助産学会誌，17(2)，16-26.
24) 川喜多二郎(1967)．発想法——創造性開発のために．東京：中公新書．
25) 金田一京助ほか編(1997)．新明解国語事典．第5版，東京：三省堂．
26) 北素子，谷津裕子(2009)．質的研究の実践と評価のためのサブストラクション．東京：医学書院．
27) 国際看護師協会/日本看護協会訳(2003)．看護研究のための倫理指針．
http://www.nurse.or.jp/nursing/international/icn/definition/data/guiding.pdf
28) Kuhn T(1962)/中山茂訳(1971)．科学革命の構造．東京：みすず書房．
29) 黒田裕子(2012)．黒田裕子の看護研究 step by step．第4版，東京：医学書院．
30) Lawler J(1991). Behind the screens ; Nursing, somology and the problem of the body. Melborne：Churchill Livingstone.
31) Le Compte MD, Preissle J & Tesch R(1997). Ethnography and qualitative design in educational research. 2nd ed, Orland, Fla：Academic Press.

32) Leninger MM(1985)/近藤潤子，伊藤和広監訳(1997). 看護における質的研究. 東京：医学書院.
33) 松尾ひとみ(2006). からだの回復を体験する学童がとらえた「だいじょうぶ」という感覚. 日本看護科学会誌, 26(1), 3-12.
34) 箕浦康子編著(2009). フィールドワークの技法と実際Ⅱ——分析・解釈編. 京都：ミネルヴァ書房.
35) 三砂ちづる，嶋根卓也，野口真紀子，竹内正人，菅原ますみ，福島富士子，丹後俊郎，柳原洋一，小林秀資(2005). 変革につながるような出産経験尺度(TBE-Scale)の開発——主体的出産経験を定義する試み. 臨床婦人科産科, 59(9), 1303-1311.
36) McCraken G(1988). The long interview. Newbury Park：Sage.
37) McLeod J(2000)/下山晴彦監(2007). 臨床実践のための質的研究法入門. 東京：金剛出版.
38) Munhall P(1993)."Unknowing"; Towards another pattern of knowing in nursing. Nursing Outlook, 41(3), 125-128.
39) 中木高夫(1997). 1980年代前半のアメリカの看護はぼくのあこがれ. 健康文化, 18.
http://www.kenkobunka.jp/kenbun/kb18/nakaki18.pdf
40) 日本看護協会(2004). 看護研究における倫理指針.
http://www.direct.nurse.or.jp/jna_system/guideline/index.asp
41) 新田孝彦(2000). 入門講義——倫理学の視座. 京都：世界思想社.
42) 能智正博(2005). 質的研究の質. 伊藤哲司，能智正博，田中共子編. 動きながら識る，関わりながら考える——心理学における質的研究の実践. pp.155-168, 京都：ナカニシヤ出版.
43) Paterson G & Zderad L(1976)/長谷川浩，川野雅資訳(1983). ヒューマニスティック・ナーシング. 東京：医学書院.
44) Patton MQ(2002). Qualitative research & evaluation methods(3rd ed). Thousand Oaks, CA：Sage.
45) Polit DF & Beck CT(2004)/近藤潤子監訳(2010). 看護研究——原理と方法, 第2版. 東京：医学書院.
46) Polit DF & Hungler BP(1987)/近藤潤子監訳(1994). 看護研究——原理と方法. 東京：医学書院.
47) Rice PL & Ezzy D(1999)/木原雅子，木原正博監訳(2007). ヘルスリサーチのための質的研究方法——その理論と方法. 東京：三煌社.
48) Ronai C(1992). The reflective self through narrative; A night in the life of an erotic dancer/researcher. In C.Ellis& M.Flaherty(eds). Investigating subjectivity‐Research on lived experience. Sage.
49) 戈木グレイグヒル滋子編(2008). 質的研究方法ゼミナール増補版——グラウンデッドセオリー・アプローチを学ぶ. 東京：医学書院.
50) Saldaña, J.(2013). The coding manual for qualitative researchers. 2nd ed, London：Sage.
51) Sandelowski M(2000)/谷津裕子，江藤裕之訳(2013). 質的研究におけるサンプルサイズ，質的研究をめぐる10のキークエスチョン——サンデロウスキー論文に学ぶ(pp.48-57). 東京：医学書院.
52) Sandelowski, M.(2000)/谷津裕子，江藤裕之訳(2013). 質的記述はどうなったのか？. 質的研究をめぐる10のキークエスチョン——サンデロウスキー論文に学ぶ(pp.134-147). 東京：医学書院.
53) Sandelowski M(2008). Qualitative analysis 1. The university of North Carolina school of nursing continuing education program. 講義資料.
54) 佐藤郁哉(2002). フィールドワークの技法——問いを育てる，仮説をきたえる. 東京：新曜社.
55) 佐藤郁哉(2008). 質的データ分析法——原理・方法・実践. 東京：新曜社.
56) 佐藤淑子，和田佳代子編(2004). ナースのためのweb検索・文献検索テクニック. JJNスペシャル76, 東京：医学書院.
57) Strauss A & Corbin J(1998)/操華子，森岡崇訳(2004). 質的研究の基礎——グラウンデッド・セオリー開発の技法と手順. 東京：医学書院.
58) 新村出記念財団(2008). 広辞苑. 第6版-DVD-ROM版, 東京：岩波書店.
59) 高橋都，会田薫子編(2007). 事例から学ぶはじめての質的研究法——医療・看護編. 東京：東京図書.
60) Thomas J(1993). Doing critical ethonography. Newbury Park, CA：Sage.
61) 冨田恭彦(1998). 哲学の最前線——ハーバードより愛をこめて. 東京：講談社現代新書
62) 谷津裕子(1999). 看護における感性に関する基礎的研究——「看護場面的写真」を鑑賞する看護者の反応の分析. 日本看護科学学会誌. 19(1), 71-82.
63) 谷津裕子(2002). 看護のアートにおける表現——熟練助産師のケア実践に基づいて. 東京：風間書房.
64) 好井裕明・山田富秋・西阪仰 編(1999). 会話分析への招待. 京都：世界思想社.

Appendix 座談会 | 質的研究ってなんだろう？

臨床や教育の現場において，看護研究にかかわっている方も多いことでしょう．実際に研究に取り組んでいる3人のナースにお集まりいただき，質的研究において，現象をどのように取り上げ，どのように相手の声を引き出し，得られた内容をどのように明確にしていくのか，臨床における質的研究の実際について話し合いました．

出席者

古田 美香 *Mika Furuta*
大田原赤十字病院看護部
外科病棟（4年目）

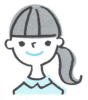

白井 愛海 *Itomi Shirai*
大田原赤十字病院看護部
内科病棟（4年目）

長瀬 綾子 *Ayako Nagase*
大田原赤十字病院看護部
循環器病棟（2年目）

はじめに　質的研究の出発点
ケアの現場の「なぜ？」「もしや!?」

谷津　看護における質的研究は，看護者が，対象となる患者さんの環境に溶け込み，患者さんとかかわっているときに自分の心のなかで聞こえてくる「なぜ？」や「もしや!?」といった声を，研究的に，つまり入念に系統立てて探究していく試みだと私は理解しています．みなさんは，まさに臨床で患者さんと向きあっているなかで，または退院してしまった患者さんの姿を見ていくなかで，「どうしてだろう？」「こう思うのって私だけだろうか？」と考えていることを研究テーマとして取り上げたことでしょう．質的研究は，そのような患者さんの姿から感じられる疑問や関心ある現象を明らかにするには，ふさわしい研究方法だといえます．みなさんが実際に質的研究に取り組むうえで感じている率直な思いや意見を聞かせていただき，質的研究を行うとき

＊この座談会は2008年2月にもたれました．病院名，看護師のみなさんの経験年数，研究への取り組みに関する年次は当時のものです．
＊大田原赤十字病院は2012年に改称し，現在は那須赤十字病院となっています．

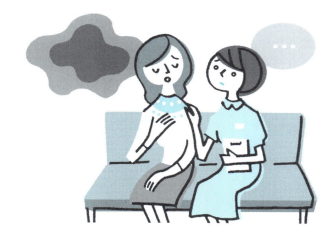

に注意すべき点や，スムーズに進めていく際の工夫などの意見交換をしたいと思います．

まずはじめに，みなさんがどのような思いから，研究テーマを選び取り組んでいこうと思ったのかを聞かせてください．

古田 昨年は，乳がん患者が，乳房の"温存"もしくは"切除"など，治療法を選択する際に感じる葛藤について研究しました．今年は，"緊急にストーマ造設術を行った患者の心理的特徴"というテーマで，患者さんの心理状況を踏まえたうえで，どのタイミングで患者さんに歩み寄ればよいかについて研究をしています．私の勤める病棟ではクリティカルパスが導入されているため，スケジュールどおりにケアや患者指導が行われています．しかし，手術の流れやストーマについて患者さんに伝えきれていなかったり，患者さんの心理状況をきちんと踏まえたうえでストーマケアの指導ができていない現状があるように思い，研究テーマとしました．

白井 昨年は，飲酒がやめられず，何度も入退院を繰り返し，入院することがあたり前になってしまっているアルコール性肝疾患の患者さんの，入院に対する意識について研究を行いました．今年は，"長期療養中に患者家族がいだいた医療者への思い"というテーマで，医療者側と患者さんや家族がお互いにいやな思いをしないようにするためには，どうすればよいかについて研究しています．治療経過がスムーズな患者さんもいれば，途中で合併症や，主治医が変わるなどして，治療がスムーズにいかない患者さんもいます．後者の場合，不満や医療者に対する不信感がつのって，感情的

に爆発してしまうことがあります．そのような患者さんや家族の背景にどういった思いがあるのかを調べています．

長瀬 私は今回が初めてなのですが，"急性心筋梗塞発症後，禁煙行動に至らなかった患者の心理過程"について研究しています．心筋梗塞を発症して「死ぬかもしれない」という思いをしたにもかかわらず，退院後も喫煙を続けてしまう患者さんの心理変化や生活環境に関心があります．

●質的研究に取り組んでみて
「どうしよう，困ったな」

谷津 質的研究において「この現象を明らかにしたい」というとき，「どうしよう，困ったな」「難しいな」と感じる部分はありますか？ ほかにも，質的研究を行って何か感じたことがあったら教えてください．

長瀬 患者さんに，喫煙についての質問を行う際に，相手を責めてしまうインタビューにならないように，といったことをいつも心がけていました．喫煙についての正直な話を聞くためには，話の導入をどういうふうにもっていくべきか，といったことについて最初はとまどいました．質問内容や表現を柔らかくするなど，工夫が必要でした．

いまでは，患者さんとの関係づくりが何よりも大切だなと感じています．信頼を得ることで「あなただから話すね．先生には言わないでね」と，いろいろなことを語ってくださり，スムーズにインタビューを行うことができました．私たちが，「患者さんの正直な気持ちはなかなか引き出せないのでは」と不安に思っている以上に，患者さんは私たちのことを信頼して協力してくれるのだな，と思いました．

谷津 それはすばらしいですね．質的研究では，患者さんやインタビューを受けてくれる方の世界をいかに描き出すか，といったことが重要なポイントです．インタビューをとおして，相手が考えていることを，相手が思ったとおりのかたちで引き出していく．そこで大切となるのが，相手との関係性をいかに良好に築いていくかなのですね．

古田 インタビューのやり方次第で，データがいかようにも変わってしまうことにとまどいを感じます．分析段階では，やはり自分たちの感情が入ってしまいます．それが正しいのだろうかと，すごく悩みました．

インタビューを行う際，同じ人がインタビューしたほうがよいと思うのですが，勤務帯やメンバーの関係上，やむをえず2〜3人で分担して行うこともあります．人に

よって患者さんの気持ちの引き出し方に違いがあったり、分析方法も微妙に異なってくるのです。そのときには、メンバーでよく話し合って納得するようにしていますが、それがはたして、ほんとうに正しい内容であったのだろうか、といった疑問は常に感じています。

谷津 質的研究では、量的研究とは異なり、誰もが同じ基準でものごとを測ることができる"尺度"のようなものを用いません。そうではなく、看護師の主観というフィルタをとおすかたちでデータが集められます。また、データを分析・解釈するときにも、個々人の思いや感情が入り込んでしまうため、研究者の感じ方や考え方が結果に反映されていきます。そのため、質的研究を進めていく過程で、どうしてもある方向に偏ってしまいそうで、これでいいのだろうかと不安や懸念をいだいてしまうのでしょう。

この不安や懸念を最小限にするための1つの手がかりに、研究の「方法論」を理解し、これに準じて研究を進めることがあげられます。「研究方法論」☞とは、おおざっぱに言うなら、データの収集や分析・解釈の基盤となる考えや根本方針のようなものです。研究方法論にはさまざまなものがあり、各方法論はそれぞれに異なる理論的・哲学的な背景をもって生まれています。それらの背景を理解し、自分の研究の問いに適

☞
質的研究の研究方法論については、本書のColumn1 (pp.158-161) を参照してください。

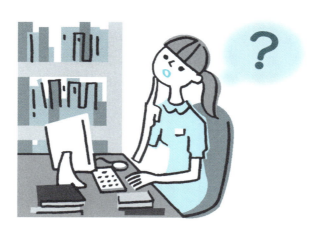

した方法論を採用することで，研究者の思いや感情は排除されるのではなく，むしろじっくりと吟味され，適切にデータの収集や分析・解釈に活かされるのです．

白井 インタビューをとおして話をたくさん聴き，内容を分析して，考察していくなかで，本来のテーマから少しずつはずれていって「あれ，何を調べようとしていたんだっけ？」となってしまうことがあります．研究の過程で，少しずつテーマを修正していると，小さい部分にとらわれてしまい，全体が見えなくなってしまうことがあります．ですので，ときにはひと息ついて全体を客観的に眺めてみることも大切なのだな，と最近は感じるようになりました．

谷津 私も以前，論文を書き上げたときに，最初に研究目的に掲げていたことからだんだんずれてきて，考察ではまったく違ったことをまとめたことがあり，どこか後味の悪い経験をしたことがあります．

　質的研究に取り組む際，通常は1つか2つの研究目的を設定しますが，得られたデータからは幾とおりもの解釈が生まれます．そのため，研究を進めるにつれて，大切と思われることがたくさん出てくることが少なくありません．「あ，これは大切だ」と思ったところを膨らませていくと，最初の目的より最終的に大切だと感じた部分が結論の大半を占める結果となってしまいがちです．

　そこで，研究目的から論旨がずれないために，研究の目的から方法，結果，考察まで，常に一貫した意識をもつことが重要です．データ収集は，目的に沿ったやり方で行うべきですし，結果や考察は，集めたデータから導かれるものです．ポイントは，すべての事象はつながっている，といった認識をもつことです．

　ですから，研究を行っている過程で「あ，いまちょっとずれてきている」というのに気づいた時点で，早めに修正をかけることが大切です．その"気づく"ための方策の1つに，質的研究の「サブストラクション」☞の活用があります．簡単にいうと，研究目的，研究方法，結果，考察が論理的に一貫しているかどうかをチェックするために用いる道具です．北素子さんと私は，誰もが手軽に活用できるフォーマットを作成したいと考え，"質的研究論文サブストラクション・ワークシート"を発表しました（北，谷津，2009）☞．ぜひ活用してみて，感想を聞かせてください．

☞ サブストラクションについては，本書のColumn2（pp.184-187）を参照してください．

☞ 北素子，谷津裕子（2009）．質的研究論文の実践と評価のためのサブストラクション．東京：医学書院．

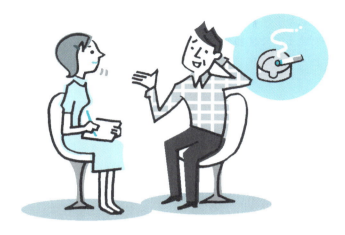

●質的研究がもたらしたもの
一歩進んだケアの実践に向けて

谷津 みなさんの研究に共通する部分として，日ごろ臨床で注意深く看護をしていくなかで，患者さんがちらりとみせる表情や行動や感情をさらに深く探っていくような，たいへん興味深いテーマを選ばれているな，と感じました．そして，それらの研究に取り組む姿勢が，日常の看護ケアの一環というか，ケアそのもののような気がします．研究を行うことで，日ごろのケアが変わったり，ケアに影響する新たな発見が得られたということはありましたか．

長瀬 心筋梗塞など死の一歩手前を体験されているにもかかわらず，隠れて喫煙してしまう患者さんがいます．また，入院中は医療者の監視の目があることから，やめられているけど，退院後には再び吸いはじめてしまう患者さんもいます．「なぜ喫煙を再開してしまうのか」に焦点を絞って患者さんにお話を聞くと，くわしい分析はこれからですが，「あのときは苦しい思いをしたけど，もう退院もしたし，薬も飲んでいるから大丈夫だ」という安心感から吸いはじめてしまうケースが多いように感じます．

　この研究をとおして，これからかかわる患者さんに対して，「退院による安心感から再び吸いはじめるかもしれない」ということを意識することで，誰しもが感じてしまう安心感を見越して，前もった看護を提供できるのではないか，と思っています．

谷津 喫煙を再開する患者さんの思いを理解することで，いままでとは違う，一歩進んだケアが行えそうですね．そして，研究をさらに深め，その「安心感」がどのようにして生まれてくるのか，安心感の背景にあるものが考察できると興味深いと思います．

古田 緊急手術によりストーマを造設しなくてはならない患者さんが，手術後初めてストーマを見て涙を流される場面を目の当たりにしました．緊急といった特殊性を考慮し，患者さんや家族の心理状況をふまえて，どのタイミングで歩み寄ればよいかを考えなくてはいけないのではと思い，研究テーマとしました．

意味があると思って取り組んだ研究だったのですが，実際は，緊急ストーマ手術の場合，ICUに入って，その後，一般病棟に来て，看護師の説明と同時に初めてストーマを見る，といったケースが多いことがわかりました．私たちの予想とは異なり，「いまはそっとしておいてほしい」などといった看護師に対する要望や不満をいだいている様子は，特別感じることができませんでした．

谷津 「患者さんはきっとこう思っているのではないか」といった看護師の思いが，患者さんが考えていることとぴったり合うときもあれば，思い過ごしのときもあります．思い過ごしのときは「研究が失敗だったのでは」と思ってしまいがちですが，「自分たちの考えと，患者さんの思いはちょっと違っていた」と発想を転換するとどうでしょうか．患者さんの「ちょっと違った考え」が明らかになったことだけでも貴重な発見だと思います．もしかすると，その発見は自分1人ではなく，看護界全体に共通の認識があって，それをくつがえす大きな発見となるかもしれないのです．

とにかく状況を描き出すことに大きな価値があります．そこから，また新しい研究疑問が生まれてくる可能性もあるでしょう．

白井 家族が看護師に怒りや不満といった感情をぶつけてくることがあります．これは，私たちからみると，突然起こる出来事なのではなく，そろそろ余裕がなくなってきているな，と感じられるころに起こる出来事です．ですので，感情をぶつけられそうな患者さんや家族に対して，多忙な業務に追われるなかでわたしたちは構えていたり，目を合わせることを避け，逃げ腰となりがちなものです．

こうした現象について，研究する前までは，単に，医療者に対する不満や不信感が積もりに積もって爆発してしまう，という見方でした．ですから，環境など表面を整えることに尽力したり，余計なことを言わないよう気をつかうといった行動にでがちでした．しかし，そういった問題ではないということがすこし見えてきました．

研究をとおして正面から向きあうと，患者さんや家族もだんだんと落ち着いてきま

す．患者さんや家族とのかかわりを先延ばしにしすぎると，問題が大きくなってきてしまうことがわかりました．

谷津 研究をとおして，患者さんと家族との距離をぐっと縮め，患者さんや家族の目線から看護師とのかかわりをかえりみることができたのですね．すばらしいですね．どんなに攻撃的なふるまいをみせる患者さんや家族でも，「ほんとうは自分たちの話を聴いてほしい」という思いをいだいていることは少なくありません．看護師が歩み寄ることで，患者さんや家族も自分たちとの壁を看護師が取り除いてくれた，という思いをいだき，より強い信頼関係を築くきっかけになるのだと思います．そのきっかけづくりを，質的研究でのインタビューが担うということも，非常に興味深いところです．

質的研究の弱みと強み，そして展望
研究者としての立脚点とは

谷津 質的研究では，看護師自らが研究者となって，看護師が出会う現象や問題などを明らかにしていくことになるため，自分たちがもっている価値観や看護観がそのまま研究に反映されます．そのため，分析や考察において，研究者の主観的な見方がからんでくるのは確かです．このことは一般的な自然科学のあり方からすると，非常に危険なことのように思えます．科学の分野では，一般的に研究者の主観は断ち切って，既存の枠組みや尺度に現象を当てはめることで，いかに結果に客観性をもたせるかが重要とされているからです．

科学の立場からみると，質的研究は「文学ではないのか？」と言われてしまうこともありますが，逆にそこが質的研究の強みでもあると思っています．看護師だからこそ，患者さんからふつうの関係では聞けない話を聞けることがあります．その意味で，看護師が看護現象を明らかにすることは，決してマイナスではありません．

しかし同時に，研究を進めていくなかで気をつけるべき点は，自分が看護師という立場であることをどう意識的にとらえていくかということです．

自分が何者で，患者さんとどういった関係だからこそ，この話を聴き出せたのかを明らかにすることが重要となります．患者・家族とどのような関係性があって話を聴くことができたのか，自分たちにどのような理論的パースペクティブがあってそのような分析結果が導かれたのかを自問自答し，そのことを第三者がみても理解できるように説明することが鍵となります．

「自分の，研究者としての立脚点」，そこをどう描くかという点に，おもしろみがあると同時に難しさがある．自分たちが何者かということを自覚することは難しいと思います．しかし主観を客観的に描き出すことができれば，質的研究は，科学全般のなかで，はっきりとした土台を築けると思っています．

Index

欧文

AID	48
AND 機能	34
compare	117
comparison	116
contrast	116, 117
KJ 法	134
NOT 機能	34
OR 機能	34

あ行

相づちプローブ … 55
アイデア … 105, 118, 123
アクシャル・コーディング … 105
アブストラクト … 35
洗い出し段階のコード化 … 105, 106, 129, 144, 147, 149, 180
洗い出し段階のコード化の具体例 … 132
意思決定 … 74
一次資料 … 31
イニシャル・コーディング … 105
意味づけ … 49
違和感 … 120
　——から関心への変換 … 120
インタビュー … 49, 51
　——のコツ … 57
　——の実施 … 54
　——のタイプ … 51
インタビューガイド … 54, 86
インタビューデータ … 98
インタビュー法 … 49, 93
映像 … 65, 66
エシックス … 73
エスノグラフィー … 160
エトス … 73
陥りがちな問題 … 113
オープン・コーディング … 105

か行

解釈 … 152
解釈学的現象学的研究 … 160
解釈学的循環 … 141
概念化 … 130
科学的な観察 … 63
確証プローブ … 55
カテゴリー … 167
カテゴリー化 … 71
カード方式 … 133
完結プローブ … 55
看護学の研究論文の構成 … 164
看護記録 … 66
勧告 … 23
看護研究の倫理 … 80
看護研究における倫理指針 … 77
看護研究のための倫理指針 … 77
看護研究を倫理的に計画・実施するための
　6 原則 … 77
看護実践 … 19
　——の質的研究へのメリット … 194
看護の感性 … 9
看護倫理 … 75
観察者としての参加者 … 63, 94
観察者のスタンス … 61
観察対象のサイズ … 63
観察のタイプ … 62
観察法 … 58, 93
感受性 … 170
関心 … 120
完全な観察者 … 63, 94
完全な参加者 … 62, 94

関連する概念	20
聞き方	49
切り分ける長さ	108
キーワード	33, 34
グラウンデッド・セオリー法	160
クリティーク	29
結果	173, 178
——を書くポイント	165
研究課題	17, 19, 91, 92
研究期間	42, 43
研究協力依頼書	84, 85
研究計画時に作成しておく文書	83
研究計画書	29, 82, 84
——を書くポイント	83
研究参加依頼書	86
研究参加者	93
——に与えられる4つの権利	77
——の選び方	44
——の数	47
——のタイプ	44
——の目線	6, 66
——の4つの権利	96
研究参加同意書	86
研究上の関心	17, 19, 91, 92
研究テーマ	91
——のしぼり込み	16
——を導き出すまでの流れ	16
研究デザイン	48, 93
研究の限界	175
研究の同意書に含む内容	80
研究の範囲	48, 93
研究のプロセス	17
研究方法	92, 175
——を考えるステップ	42, 92
研究目的	17, 24, 91, 165

研究問題	17, 21, 91, 92
——の陳述	25
研究倫理審査会	96
研究倫理をめぐる看護界の動き	80
研究論文	164
検索対象年	35
検索履歴	36
現実性	170
現場メモ	64, 95
コアカテゴリー	142
考察	172, 173, 178
——の書き方	183
——のチェックポイント	176
構造化インタビュー	51, 94
公的文書	66
個人的経験	126
個人的な日記	66
こだわりのない心	123, 125, 128
コード	167
コード化	103, 144, 180
——，カテゴリー化のプロセス	143
——するときの4つのポイント	136
——とカテゴリー化	142
——における手がかり	122
——の実際	104
コードとコードの共通性	140

さ行

再構成	165
索引誌	31
雑誌	30
サブカテゴリー	167
サブストラクション	185
参加観察	60
——の意義	60

――の視点 ････････････････････ 60
　　――のタイプ ････････････････････ 61
参加者としての観察者 ･･･････････ 63, 94
参与観察 ･･････････････････････････ 60
　　――の意義 ････････････････････ 60
シソーラス ････････････････････････ 33
質的記述的研究 ･･････････････････ 160
質的研究 ･･･････････････ 8, 14, 90, 160
　　――が探求する現象 ･･････････････ 14
　　――がもたらしたもの ･･･････････ 203
　　――と看護実践の関係 ･･･････････ 190
　　――におけるインタビュー ････････ 49
　　――における主要な道具 ･･････････ 67
　　――の看護実践へのメリット ･････ 193
　　――の研究課題の特徴 ････････････ 26
　　――の研究目的の特徴 ････････････ 26
　　――の研究問題の特徴 ････････････ 26
　　――の出発点 ･･････････････････ 198
　　――の定義の例 ･････････････････ 5
　　――のデータ分析のプロセス ･･････ 68
　　――の得意技 ･･･････････････････ 9
　　――の分析方法と研究方法論 ･････ 158
　　――の弱みと強み ･･････････････ 205
　　――を特徴づける3つの性質 ･･････ 4
質的研究論文における結果の書き方 ･･ 164, 181
質的研究論文における考察の書き方 ･･ 172, 183
質的データの分析 ････････････････ 180
質的データの分析方法 ････････････ 160
実用性の原則 ･････････････････････ 154
失敗 ･････････････････････････････ 102
質問票 ･･･････････････････････････ 51
自動マッピング機能 ････････････････ 33
しぼり込み検索機能 ････････････････ 35
主語 ･････････････････････････････ 166
主題の複雑さ ･････････････････ 48, 93

述語 ･････････････････････････････ 166
守秘 ･････････････････････････････ 78
条件付承認 ･･･････････････････････ 81
詳述プローブ ･････････････････････ 55
承認 ･････････････････････････････ 81
抄録 ･････････････････････････････ 35
審査依頼書 ･･･････････････････････ 84
真実 ･････････････････････････････ 78
すぐれたインタビュー ････････････････ 57
すぐれた聞き役 ･･･････････････････ 50
ストーリー性 ･････････････････････ 39
スノーボール・サンプリング ････････ 46
正義 ･････････････････････････････ 78
清書版フィールドノーツ ･･･････ 65, 95
生命倫理 ････････････････････････ 76
セオレティカル・コーディング ･････ 105
セレクティブ・コーディング ･･･････ 105
先行研究 ････････････････････････ 174
善行 ･････････････････････････････ 78
相互行為 ･････････････････････････ 59
相似 ･････････････････････････････ 120
続行プローブ ･････････････････････ 55

た行

体験の意味 ･･･････････････････････ 98
対照 ･････････････････････････････ 117
探査質問 ･････････････････････････ 55
逐語録 ･･･････････････････････ 144, 153
　　――の作成 ･･･････････････････ 153
抽象化 ･･･････････････････････････ 129
忠誠 ･････････････････････････････ 78
追研究 ･･･････････････････････････ 23
データ ･･･････････････････････ 4, 7, 118
　　――に忠実であること ･･･････････ 111
　　――の質 ･････････････････････ 48, 93

──の飽和 ･･････････････････････ 47
　　──とコード ････････････････････ 140
データ源としての映像 ･･･････････････ 66
データ収集の期間 ･･･････････････････ 43
データ収集方法 ･････････････････ 49, 93
データ分析 ････････････････････････ 154
　　──の特徴 ･･････････････････････ 67
データ分析方法 ･････････････････ 67, 95
　　──を決める ･･･････････････････ 95
データベース ･･････････････････････ 31
データベース例 ････････････････････ 32
哲学的基盤 ･･･････････････････････ 186
典型的文書 ････････････････････････ 66
電子シソーラス機能 ････････････････ 33
同意書に含むべき内容 ･･････････････ 81
同意撤回書 ････････････････････････ 86
特異な現象 ････････････････････ 11, 90
特別な配慮を必要とする研究参加者 ･･ 79
図書 ･･････････････････････････････ 30
土台となるアイデア ･･････････････ 105

な行

内部者の視点 ･･････････････････････ 59
内容の再構成 ･････････････････････ 165
ニコマコス倫理学 ･･････････････････ 74
二次資料 ･･････････････････････････ 31
日記 ･･･････････････････････････ 65, 95
ニュアンス ･･･････････････････････ 111
認知の枠組み ･････････････････････ 164
ネットワーク標本抽出法 ･･･････ 45, 93

は行

パトス ････････････････････････････ 74
パラダイム ･･･････････････････････ 164
ばらつきのある現象 ･･････････････ 11, 90

半構造化インタビュー ･････････ 52, 94
比較 ･･･････････････････････ 116, 117, 120
比較対照 ･････････････････････････ 117
非構造化インタビュー ･････････ 53, 94
非参加観察 ････････････････････････ 63
ピットホール ･････････････････････ 115
フィールドノーツ ･･････････････････ 64
フォーカスド・コーディング ･･････ 105
フォーマット ･････････････････････ 154
不承認 ････････････････････････････ 81
不確かな現象 ･････････････････ 13, 90
プリンシプル・オブ・チャリティ ･･ 194
プローブ ･･････････････････････････ 55
　　──の種類 ･････････････････････ 55
文献 ･･････････････････････････････ 30
文献カード ････････････････････････ 36
文献検索 ･･････････････････････････ 31
　　──がめざすもの ･･･････････････ 28
　　──の方法 ････････････････････ 31
文献検討 ･･････････････････････････ 22
　　──がめざすもの ･･･････････････ 28
　　──にみられる３つの特徴 ･･････ 38
　　──の特徴 ･･･････････････････ 39
　　──の必要性 ･････････････････ 30
　　──の方法 ････････････････････ 37
文献整理 ･･････････････････････････ 36
文献レビューシート ･･････････ 36, 37
文書 ･･････････････････････････････ 65
　　──や映像を集める方法 ････ 65, 93
分析 ･････････････････････････････ 152
分析結果 ･････････････････････････ 167
便宜的標本抽出法 ････････････ 45, 93
包摂関係 ･････････････････････････ 178

ま行

まとめ上げ段階のコード化 ･･･ 105, 129, 149, 181
　──で起きやすい問題と対処法 ･･････ 134
　──における注意点と対処法 ･････ 136
　──の実際 ････････････････････ 131
　──のポイント ････････････････ 141
未知な現象 ･･････････････････････ 9, 90
未知の知 ････････････････････････ 125
無害 ･･･････････････････････････････ 78
無用なデータ ･･･････････････････････ 54
明確化プローブ ･････････････････････ 55
メリハリのある分析 ････････････････ 138

や行

雪だるま式標本抽出法 ･･･････････････ 46
よいコード化 ･･････････････････････ 107
要旨 ･･･････････････････････････････ 35

予備的要約 ････････････････････････ 146

ら行

量的研究 ････････････････････････････ 6
理論的感受性 ･･････････････････････ 114
理論的サンプリング ･･･････････ 46, 93
理論的前提 ････････････････････････ 186
理論的パースペクティブ ･･････ 185, 186
理論的比較 ･････････････････････････ 47
倫理 ･･･････････････････････････････ 73
倫理指針 ･･･････････････････････････ 77
倫理的配慮 ････････････････････ 84, 96
　──の方法 ･･････････････ 42, 73, 96
録音 ･･･････････････････････････････ 56
ロゴス ･････････････････････････････ 74
論文構成 ･･････････････････････････ 178
論文の主題 ････････････････････････ 184
論理的一貫性 ･････････････････ 184, 186

Start Up 質的看護研究〔第2版〕

2010年4月15日	初　版	第1刷発行
2013年3月25日	初　版	第3刷発行
2015年1月5日	第2版	第1刷発行
2024年5月24日	第2版	第6刷発行

著　者　　谷津　裕子
発行人　　小袋　朋子
編集人　　木下　和治

発行所　　株式会社Gakken
　　　　　〒141-8416　東京都品川区西五反田2-11-8

印刷・製本　TOPPAN株式会社

●この本に関する各種お問い合わせ先
本の内容については，下記サイトのお問い合わせフォームよりお願いします．
https://www.corp-gakken.co.jp/contact/
在庫については　Tel 03-6431-1234(営業)
不良品(落丁，乱丁)については　Tel 0570-000577
　学研業務センター　〒354-0045 埼玉県入間郡三芳町上富279-1
上記以外のお問い合わせは　Tel 0570-056-710(学研グループ総合案内)

©H.Yatsu 2015． Printed in Japan
●ショメイ：スタートアップシツテキカンゴケンキュウダイ2ハン
本書の無断転載，複製，複写(コピー)，翻訳を禁じます．
本書に掲載する著作物の複製権・翻訳権・上映権・譲渡権・公衆送信権(送信可能化権を含む)は株式会社Gakkenが管理します．
本書を代行業者等の第三者に依頼してスキャンやデジタル化することは，たとえ個人や家庭内の利用であっても，著作権法上，認められておりません．

本書に記載されている内容は，出版時の最新情報に基づくとともに，臨床例をもとに正確かつ普遍化すべく，著者，編者，監修者，編集委員ならびに出版社それぞれが最善の努力をしております．しかし，本書の記載内容によりトラブルや損害，不測の事故等が生じた場合，著者，編者，監修者，編集委員ならびに出版社は，その責を負いかねます．また，本書に記載されている医薬品や機器等の使用にあたっては，常に最新の各々の添付文書(電子添文)や取り扱い説明書を参照のうえ，適応や使用方法等をご確認ください．
　　　　　　　　　　　　　　　　　　　　　　　　　　　　株式会社Gakken

JCOPY〈出版者著作権管理機構　委託出版物〉
本書の無断複写は著作権法上での例外を除き禁じられています．複写される場合は，そのつど事前に，出版者著作権管理機構(Tel 03-5244-5088, FAX 03-5244-5089, e-mail: info@jcopy.or.jp)の許諾を得てください．

学研グループの書籍・雑誌についての新刊情報・詳細情報は，下記をご覧ください．
学研出版サイト　https://hon.gakken.jp/